RECHERCHES

ANATOMO-PATHOLOGIQUES ET PHYSIOLOGIQUES

SUR LA

CONTRACTURE PERMANENTE DES HÉMIPLÉGIQUES

VERSAILLES

IMPRIMERIE CERF ET FILS

59, RUE DUPLESSIS

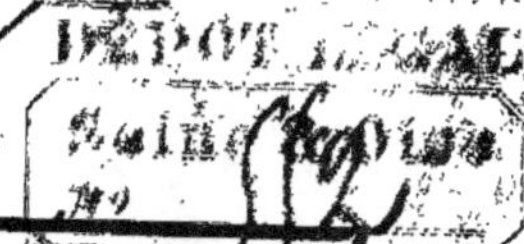

RECHERCHES

ANATOMO-PATHOLOGIQUES ET PHYSIOLOGIQUES

SUR LA

CONTRACTURE PERMANENTE

DES HÉMIPLÉGIQUES

PAR

E. BRISSAUD

DOCTEUR EN MÉDECINE,
ANCIEN INTERNE DES HOPITAUX DE PARIS,
PRÉPARATEUR DE COURS D'ANATOMIE PATHOLOGIQUE A LA FACULTÉ DE MÉDECINE,
MEMBRE DE LA SOCIÉTÉ ANATOMIQUE ET DE LA SOCIÉTÉ CLINIQUE.

PARIS

Aux bureaux du PROGRÈS MÉDICAL | V. A. DELAHAYE & Cⁱᵉ, Libraires-Éditeurs
6, rue des Écoles, 6. | Place de l'École-de-Médecine.

1880

PUBLICATIONS DU *PROGRÈS MÉDICAL*

RECHERCHES

ANATOMO-PATHOLOGIQUES ET PHYSIOLOGIQUES

SUR LA

CONTRACTURE PERMANENTE

DES HÉMIPLÉGIQUES

PAR

E. BRISSAUD

DOCTEUR EN MÉDECINE.

ANCIEN INTERNE DES HOPITAUX DE PARIS,

PRÉPARATEUR DE COURS D'ANATOMIE PATHOLOGIQUE A LA FACULTÉ DE MÉDECINE,

MEMBRE DE LA SOCIÉTÉ ANATOMIQUE ET DE LA SOCIÉTÉ CLINIQUE.

PARIS

Aux bureaux du PROGRÈS MÉDICAL | V. A. DELAHAYE & Cᵒ, Libraires-Éditeurs
6, rue des Écoles, 6. | Place de l'École-de-Médecine.

1880

ÉTUDE

SUR LA

CONTRACTURE HÉMIPLÉGIQUE PERMANENTE

INTRODUCTION

Le sujet que nous nous proposons d'étudier confine à une foule de questions d'anatomie et de physiologie sur lesquelles la lumière est encore très loin d'être faite ; et, quoique depuis un certain nombre d'années une quantité considérable de travaux aient été entrepris et publiés sur la contracture permanente des hémiplégiques, il est certain que cette matière est aujourd'hui pleine d'actualité, en présence des recherches multipliées que l'on poursuit en France et à l'étranger, sur les divers phénomènes mécaniques et chimiques de la fonction musculaire.

Le problème qui s'impose immédiatement à l'esprit, dans le domaine des faits en question, est formulé tout entier dans la désignation particulière que l'on a donnée au symptôme qui nous intéresse : la *contracture*. Pour parler plus explicitement, la contracture n'est-elle qu'une contraction permanente, quelquefois indéfiniment prolongée, possédant tous les attributs chimiques et physiques

des contractions musculaires transitoires? Ou bien corres-
pond-elle à un état intermédiaire au repos et à l'activité de
la fibre striée? Il est certain, *à priori*, que, s'il s'agit d'une
contraction vulgaire ne présentant de spécial que sa longue
durée, ce phénomène paraît au premier abord invraisemblable, extraordinaire, incompatible avec toutes les données que nous possédons sur la faible étendue des efforts
musculaires possibles. Aussi les anciens avaient-ils admis
(et l'idée était bien naturelle) que les muscles paralysés s'a-
moindrissaient peu à peu, se rétractaient et finissaient de la
sorte par donner aux membres paralysés l'attitude que
nous savons aujourd'hui correspondre à une contracture
permanente.

Mais, il faut le reconnaître, la conception de la contracture, en tant que phénomène actif, loin de satisfaire les
esprits, n'a servi qu'à rendre plus embarrassée la solution
du problème; et l'on se demande comment il est possible
qu'une contraction musculaire qui peut durer vingt ans,
trente ans, quelquefois plus encore, ne se complique pas
fatalement d'une altération des éléments contractiles aboutissant un jour ou l'autre à la flaccidité du membre paralysé. Telles sont les questions que nous avons en vue
sinon de résoudre, au moins de réduire à leurs termes
les plus simples.

Cependant il nous sera impossible d'explorer dans toute
son étendue un aussi vaste champ d'étude, et nous nous
bornerons à discuter quelques-uns des résultats qui nous
ont été fournis par l'observation d'un grand nombre d'hémiplégiques, et qui ont plus spécialement trait aux conditions physiologiques et anatomo-pathologiques de la
contracture.

Pour ce qui concerne les lésions auxquelles est due la

contracture hémiplégique, nous passerons en revue les diverses régions de l'encéphale et de la moelle épinière qui président à l'apparition de ce symptôme ; et sous le rapport clinique, nous étudierons certains phénomènes spéciaux, tels que les réflexes musculaires et plusieurs points relatifs à l'évolution de l'hémiplégie incurable, sur lesquels l'attention des médecins s'est portée depuis un certain nombre d'années.

Nous espérons ainsi arriver à énoncer quelques conclusions de physiologie pathologique, qui pourront être généralisées à tous les cas de contracture permanente. Si cette étude avait quelque mérite, c'est aux précieux conseils de notre maître, M. le professeur Charcot, qu'il faudrait en attribuer la meilleure part.

Notre travail sera divisé en trois parties :

Dans une *première partie*, nous examinerons les conditions anatomo-pathologiques qui président au développement de la contracture hémiplégique et qui l'entretiennent à l'état de symptôme permanent et définitif.

Dans la *deuxième partie*, nous insisterons sur quelques-uns des caractères cliniques de cette contracture, et spécialement sur une disposition morbide, très commune et très intéressante qu'on pourrait appeler la *contracture latente*.

Enfin, dans la *troisième partie*, nous essaierons de formuler les lois générales qui régissent les contractures permanentes et en particulier la contracture secondaire des hémiplégiques.

PREMIÈRE PARTIE

Anatomie pathologique de la contracture hémiplégique.

CHAPITRE PREMIER

Dégénération du faisceau pyramidal en général.

C'est seulement quinze ans après la publication du travail de Ludwig Türck, que M. le professeur Bouchard fit le premier comprendre la grande importance des symptômes de l'hémiplégie permanente de cause cérébrale.

Dans le mémoire célèbre qu'il publia en 1866 sur les *dégénérations secondaires* (1), mémoire auquel nous ferons de nombreux emprunts, M. Bouchard a surtout mis en évidence que la paralysie consécutive à une attaque d'apoplexie ne devenait une maladie incurable qu'à la condition qu'il se fût développé dans la moelle épinière une lésion également incurable. Nous trouvons de plus annoncée et comme prophétisée au cours de cette savante étude la doctrine des localisations cérébrales, à l'édification de laquelle devait si puissamment contribuer l'école de la Salpêtrière, sous l'impulsion de M. Charcot.

La question des localisations cérébrales et celle de la contracture permanente des hémiplégiques sont en effet

---

(1) *Archives générales de médecine.*

tout à fait connexes ; elles le sont même à tel point, qu'on peut les traiter toutes deux ensemble, comme représentant la base anatomique et clinique de la pathologie d'un appareil cérébro-spinal bien défini et qui n'est autre que le *faisceau pyramidal.*

Or l'étude des dégénérations secondaires a fait voir l'existence de scléroses descendantes presque toujours semblables à elles-mêmes et figurant à ce titre parmi les affections systématiques les mieux caractérisées du névraxe, dans le pédoncule cérébral, dans la protubérance, dans le bulbe et dans la moelle épinière.

La sclérose du cordon latéral s'étant ainsi montrée la raison anatomique constante des contractures hémiplégiques secondaires, M. Bouchard et beaucoup d'auteurs après lui, ont pu en induire que les cordons latéraux de la moelle représentaient le substratum anatomique où réside le point de départ de toutes les contractures. On en vint même à généraliser cette conception du rôle physiologique du cordon latéral jusqu'à lui rapporter la plupart des symptômes des maladies spinales où les muscles présentent, à un degré quelconque, un surcroît ou une perversion de leur activité. C'est ainsi, pour ne citer qu'un exemple de ce genre de symptômes, que les tremblements, au moins pour une bonne part, ont été récemment encore attribués à une affection du cordon latéral (1).

Mais dans ce cordon latéral, le faisceau pyramidal a une étendue et un volume restreints ; et, d'ailleurs, d'une manière générale, aussi bien dans le cerveau que dans la moelle épinière, nous devons donner un aperçu de cet appareil, puisque c'est lui seul qu'on a le plus souvent

---

(1) RAYMOND. — *De l'hémichorée* ; th. Paris, 1876.

incriminé comme étant le foyer anatomique du symptôme que nous allons étudier.

Le faisceau pyramidal consiste dans le groupement de toutes les fibres nerveuses qui, partant des *circonvolutions motrices* de l'écorce cérébrale, vont se distribuer aux différents étages de la moelle épinière. Il prend naissance dans les grandes cellules, dites cellules géantes, qui occupent les circonvolutions motrices, puis descend à travers le centre ovale jusque dans le pédoncule, après avoir parcouru une certaine étendue d'une région très-importante de l'hémisphère sur laquelle nous aurons à revenir longuement, la *capsule interne*. Au-dessous des centres moteurs du bulbe, auxquels ce faisceau abandonne en passant un certain nombre de ses fibres, il subit la décussation pyramidale et passe du côté opposé de la moelle épinière. C'est même à cet encroisement des pyramides antérieures (qu'il représente au niveau du bulbe dans leur totalité), que le faisceau pyramidal doit sans doute la désignation qu'on lui a récemment imposée. Mais cet entrecroisement est, comme on sait, plus ou moins complet selon les cas (1). Quelquefois toutes les fibres d'un côté, sans exception, passent de l'autre côté dans le cordon latéral; quelquefois, au contraire, l'entrecroisement étant incomplet, il reste un certain nombre de fibres du faisceau pyramidal dans la moitié de la moelle du même côté; cette partie du faisceau pyramidal non décussée continue son chemin dans le cordon antérieur, à la partie interne de la corne antérieure et à la partie la plus reculée du sillon antéro-postérieur. Enfin, il y a des cas où l'entrecroisement pyramidal fait complètement défaut et

---

(1) Voy. *Cours d'anatomie pathologique* de M. le professeur Charcot, in *Progrès médical* 1879, n° 19.

il nous semble que c'est à des cas de ce genre qu'il faut attribuer les hémiplégies non croisées sur lesquelles M. Brown-Séquard a si longuement insisté, à la Société de Biologie et dans ses cours du Collège de France.

Mais l'essentiel des dispositions que nous venons de résumer c'est le passage du faisceau pyramidal dans le cordon latéral du côté opposé de la moelle où il semble se localiser, vers la partie la plus reculée de ce cordon, tout à fait au voisinage de la racine postérieure. Au niveau du renflement cervical ce faisceau a son étendue maximum ; au-dessous de cette région où il a commencé à s'épuiser, on le voit progressivement décroître ; à la hauteur du renflement lombaire, il est réduit à de très-faibles dimensions, et c'est à peine si l'on en retrouve quelques vestiges dans les étages sous-jacents de cette région.

Il peut donc sembler à première vue que le faisceau pyramidal a bien moins de rapports avec les origines des nerfs lombaires qu'avec les origines des nerfs cervicaux.

En réalité c'est bien ainsi que les choses se passent. Cependant il existe dans toute la hauteur de la moelle épinière une commissure blanche, qui renferme des fibres du faisceau pyramidal direct, c'est-à-dire de cette portion de fibres qui ne s'est pas entrecroisée dans la région bulbaire et, selon toute vraisemblance, il faut considérer une partie des fibres commissurales de la région dorsale, comme appartenant au faisceau pyramidal destiné à la région lombaire.

Un certain nombre de théories ont été émises relativement au mode de distribution de ce faisceau pyramidal. Il en existe deux sur lesquelles nous allons dire quelques mots et nous nous prononcerons catégoriquement en faveur de l'une d'elles.

Pour certains auteurs les fibres du faisceau pyramidal vont directement des cellules motrices de l'écorce du cerveau à la fibre musculaire, et les cellules motrices cérébrales représenteraient ainsi les centres trophiques des muscles où se rendent les fibres qu'elles émettent. M. le professeur Huguenin est un ardent défenseur de cette manière de voir. (1)

Pour d'autres, au contraire, à l'opinion desquels nous nous rangeons, l'aboutissant nécessaire des fibres pyramidales est la substance grise de la moelle épinière, de telle sorte que le faisceau pyramidal n'est qu'une grande commissure entre les circonvolutions motrices et la substance grise de la moelle. En outre il y a tout lieu de supposer que, dans la substance grise, c'est la grande cellule des cornes antérieures qui représente l'organe de terminaison des fibres pyramidales. Enfin, si l'on considère que dans l'échelle animale la rapidité de développement du faisceau pyramidal est en raison directe de la précocité de l'intelligence, il est tout naturel d'attribuer à cet appareil un rôle de transmission entre les centres de commandement qui occupent l'écorce du cerveau et les centres d'exécution qui siègent dans les cornes antérieures de la moelle épinière.

De là découle naturellement que les altérations du faisceau pyramidal ne donnent lieu aux contractures permanentes que parce qu'elles sont elles-mêmes une cause permanente d'irritation des cellules motrices des cornes antérieures. Nous verrons par la suite qu'à cette sclérose secondaire du faisceau pyramidal peut être rigoureusement assimilée, du moins pendant un certain temps, cette autre

---

(1) *Centres nerveux*, traduction de Keller, 1879.

variété de sclérose latérale systématique, que M. Charcot a décrite sous le nom de *sclérose latérale amyotrophique*.

Dans cette affection, ainsi que dans la sclérose deutéro-pathique, les cellules des cornes antérieures subissent une irritation durable, du fait de la lésion scléreuse qui parvient jusqu'à elles. Mais s'il arrive que ces cellules soient atteintes elles-mêmes au point de perdre leurs qualités fonctionnelles, dès lors la contracture tend à disparaître, quelque intense que soit la lésion scléreuse du cordon latéral. Les faits de ce genre sont, il nous semble, tout à fait de nature à confirmer encore l'opinion des anatomistes qui considèrent le faisceau pyramidal comme une commissure cérébro-médullaire.

Mais, bien que les cellules de l'écorce du cerveau n'émettent pas de prolongements nerveux immédiatement destinés à la fibre musculaire, il faut cependant leur reconnaître beaucoup des attributions des cellules trophiques ; en effet, lorsqu'un ramollissement superficiel, ou toute autre lésion destructive, a supprimé une certaine étendue des circonvolutions qui les renferment, il s'ensuit fatalement une dégénération du conducteur efférent et une sclérose secondaire des parties occupées par les filets nerveux dégénérés.

En outre, lorsque les cordons nerveux émanés de ces cellules sont interrompus dans un point quelconque de leur trajet par une lésion également destructive, la dégénération suit le même cours, conformément à la loi de Waller, à partir du point que cette lésion occupe sur le trajet de l'appareil.

Nous allons, par conséquent, étudier les dégénérations des faisceaux pyramidaux depuis leur point de départ encéphalique jusqu'à leur aboutissant spinal, en nous arrêtant tout particulièrement sur les dégénérations intra-cérébrales et sur les lésions de la substance grise de la moelle épinière qui peuvent résulter de la sclérose latérale descendante. Les données anatomiques que nous a fournies cette étude préliminaire sont indispensables pour l'interprétation physiologique de la contracture permanente.

CHAPITRE II

Dégénération secondaire dans l'encéphale.

I. — HISTORIQUE.

Ainsi que nous venons de l'établir, l'histoire des lésions encéphaliques qui correspondent ou donnent lieu à la contracture hémiplégique permanente fait partie intégrante de la question des localisations cérébrales : cela va de soi puisque l'étude de ces localisations a porté jusqu'à ce jour sur une petite partie seulement de la masse encéphalique, et que les régions circonscrites du cerveau sur lesquelles on a obtenu quelques résultats précis sont justement les régions dites motrices ou psycho-motrices, c'est-à-dire les seules d'entre toutes les régions cérébrales qui peuvent donner lieu à des dégénérations secondaires. Pour arriver à la délimitation exacte des régions motrices de l'écorce du cerveau, on a imaginé certains procédés d'étude, en un mot une technique, qui permît de reconnaître exactement dans le labyrinthe des circonvolutions les départements nerveux dont l'altération entraîne des troubles moteurs, tels que paralysie, contractures, accès épileptiformes, hé-michorée, etc... C'est par la description technique des circonvolutions que devait nécessairement débuter l'étude des localisations cérébrales.

Lorsque, grâce aux travaux lumineux de M. Charcot, on fut arrivé à tracer avec une certaine exactitude la topographie pathologique des centres moteurs, il restait indiqué de poursuivre cette étude des localisations dans la substance blanche du cerveau ou dans les parties centrales de l'encéphale. M. Pitres, dans une série d'observations cliniques et anatomiques minutieusement recueillies, indiqua le siège précis des lésions du centre ovale de Vieussens qui déterminent les mêmes symptômes que les lésions corticales. De notre côté, en consacrant à l'histoire des dégénérations secondaires un chapitre d'anatomie pathologique, nous ne ferons que poursuivre, de l'écorce cérébrale vers la moelle épinière, les explorations entreprises par ceux de nos prédécesseurs qui, sous les auspices du même maître, ont si puissamment contribué au triomphe de la doctrine des localisations.

Notre ami M. Raymond, pendant son internat à la Salpêtrière, avait fait déjà des recherches du même genre et démontré avec M. Charcot l'indépendance d'une région de substance blanche située à la partie postérieure de la capsule interne et destinée à la transmission des impressions sensitives. C'est un problème du même ordre que nous allons essayer de résoudre en délimitant, avec autant d'exactitude que possible, le trajet des fibres centrifuges constituant le faisceau pyramidal dans l'étendue de la capsule interne. Mais, de même que, pour circonscrire dans l'écorce du cerveau et dans le centre ovale de Vieussens les frontières des portions motrices, il avait fallu recourir à des procédés d'investigation spéciaux, de même, à notre tour, il nous faudra envisager ce domaine moteur de l'en-

céphale sous un point de vue particulier, tout en tenant
compte des données acquises au moyen de procédés
différents.

Les coupes méthodiques de Pitres sont insuffisantes
pour le but que nous nous proposons, car elles ne nous
donnent pas les dimensions du faisceau pyramidal dans la
capsule interne, et les résultats obtenus par cette manière
de faire ont toujours été, du moins jusqu'à ces derniers
temps, plus ou moins inexacts. En effet les coupes verticales ou obliques de l'hémisphère cérébral n'indiquent guère
que la direction verticale des fibres de l'expansion pédonculaire.

Après que Burdach eut attiré l'attention des anatomistes
sur la capsule interne, on chercha de toutes parts à poursuivre dans cette importante région de la substance blanche encéphalique la conséquence matérielle des lésions de
l'écorce du cerveau ou du centre ovale de Vieussens. On
s'attacha surtout (et cela revient au même), à délimiter
dans cette capsule les bornes des altérations qui donnent
lieu aux dégénérations descendantes des pédoncules et de
la moelle épinière. M. Bouchard, qui s'est préoccupé l'un
des premiers de cette question, inspiré par MM. Charcot et
Vulpian, a fourni avant l'heure à la doctrine des localisations cérébrales une de ses bases les plus solides. Qu'il nous
soit donc permis de citer ici textuellement le passage du mémoire de M. Bouchard où se trouve énoncée formellement
la prédiction de l'indépendance du faisceau pyramidal. Parlant des dégénérations secondaires dans les hémiplégies
anciennes, voici comment s'exprime M. Bouchard :

« D'une façon générale, c'est à la suite de lésions des
parties centrales des hémisphères que surviennent ces altérations : c'est surtout dans les hémorrhagies ou dans les

ramollissements des corps striés qu'elles se révèlent facilement à l'observateur. Encore faut-il que la lésion n'occupe pas exclusivement le centre des noyaux de substance grise. C'est une remarque vérifiée nombre de fois par MM. Charcot et Vulpian, que les dégénérations secondaires les plus manifestes succèdent à des lésions primitives qui ont détruit une étendue plus ou moins grande de la bandelette blanche interposée aux deux noyaux du corps strié (*capsule interne* de Burdach). Les lésions des couches optiques amènent aussi après elles des dégénérations descendantes, qui, d'ailleurs, sont généralement moins marquées que celles qui succèdent aux destructions des corps striés (1). »

Il est certain que la localisation capsulaire, considérée comme nécessaire, indispensable, par M. Bouchard, était exacte d'une manière générale ; cependant elle n'était pas encore assez circonscrite. Nombre d'années après la publication de ce travail demeuré célèbre, la question resta pendante et elle n'a été vraiment reprise qu'à l'époque où M. Charcot commença dans son enseignement de la Faculté et de la Salpêtrière à remettre en honneur l'étude momentanément négligée des localisations.

En 1875, la capsule interne correspondait aux centres moteurs de l'écorce cérébrale dans ses deux tiers antérieurs ; et sa partie la plus reculée était destinée seulement à la transmission des impressions sensorielles. Depuis 4 ans, cette portion motrice de la capsule a été encore considérablement réduite par les nombreux chercheurs qui se sont consacrés à l'étude de ce petit coin du cerveau et c'est tout au plus, aujourd'hui, si l'on doit attribuer à un faible tiers

(1) Bouchard : *Mémoire sur les dégénérations secondaires*, page 24 du tirage à part.

de toute son étendue les fonctions d'un faisceau de passage entre les circonvolutions dites psycho-motrices et le pédoncule cérébral (1).

Comment en est-on venu à cette réduction considérable des fonctions motrices de la capsule interne ? C'est là un point d'historique sur lequel il n'est pas superflu de revenir.

Deux méthodes toutes différentes ont contribué à l'élucidation du problème des localisations : la méthode anatomo-pathologique et la méthode expérimentale. Cette dernière sur laquelle on avait fondé de grandes espérances, n'a pas donné ce qu'on en avait attendu, et pendant quelque temps on ne tint compte que des données fournies par les recherches anatomo-pathologiques ; mais dans ces dernières années une méthode plus nouvelle largement mise à profit, a fourni des résultats qui concordent absolument avec ceux de l'anatomie pathologique : nous voulons parler de l'étude approfondie de l'anatomie de développement des centres nerveux. C'est à un observateur allemand, M. Flechsig, qu'on doit la connaissance exacte du faisceau pyramidal chez le fœtus et il faut reconnaître que le principe du genre de recherches qu'il a entreprises peut être en effet d'un grand secours pour la solution du problème auquel nous nous intéressons. Se fondant sur l'indépendance précoce, même à l'état embryonnaire, des organes destinés à des fonctions différentes, M. Flechsig a reconnu que, dans les diverses parties qui constituent chez le fœtus la masse encéphalique, le faisceau pyramidal possède l'individualité la plus tranchée.

Il a donc été possible à cet ingénieux observateur de

---

(1) Voy. Charcot, *Progrès médical*, 1879, nᵒ 29.

suivre le faisceau pyramidal depuis son origine corticale jusqu'à la moelle épinière à travers la substance gélatini-

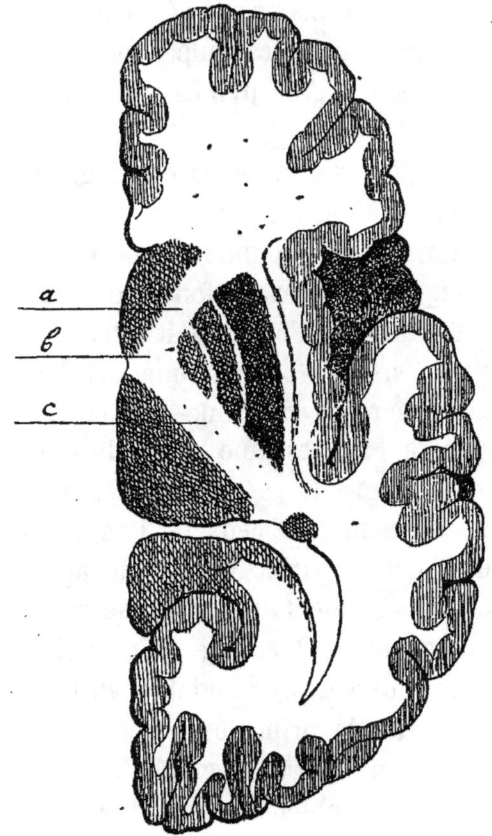

Fig. 1. — *Coupe horizontale de l'hémisphère droit.* — A, segment antérieur de la capsule interne. — B, genou de la capsule. — C, segment postérieur de la capsule.

forme qui, chez le nouveau-né, représente les autres parties, relativement retardataires, du centre ovale.

Le même auteur a eu en outre le grand mérite d'adopter un procédé de coupes qui, bien que décrit et connu depuis longtemps, n'avait pas été mis en pratique depuis les récentes recherches relatives aux localisations, mais qui sans contredit est le meilleur qu'on puisse employer pour la topographie des lésions centrales. Cette coupe, qui est horizontale, doit être faite de dehors en dedans un peu au-dessus de la scissure du Sylvius. De cette façon on peut constater que la capsule interne est formée de deux parties bien distinctes : une partie antérieure, dirigée obliquement en avant et en dehors, et une partie postérieure, dirigée en dehors et en arrière. Le point de réunion de ces deux segments de la capsule est désigné par M. Flechsig sous le nom de *genou*.

Le segment antérieur (*Fig. 1*) est limité en dedans par le bord externe du noyau caudé, en dehors par le noyau lenticulaire ; le segment postérieur est également en rapport en dehors avec le noyau lenticulaire, mais il est bordé en dedans par la face interne de la couche optique ; de plus, il est à remarquer que ce segment antérieur est d'une coloration moins blanche que celui-ci Quant à la partie interne du genou de la capsule, elle répond toujours au sillon de séparation de la couche optique et du corps strié. Il est facile de comprendre que pour déterminer l'étendue antéro-postérieure du faisceau pyramidal, les coupes antéro-postérieures sont de beaucoup préférables aux coupes verticales et obliques (1).

---

(1) Cette coupe horizontale préconisée par Flechsig avait été déjà représentée dans beaucoup d'ouvrages. On en trouve particulièrement de très beaux spécimens dans l'*Atlas photographique* de M. Luys (planches 5 et 6), dans l'article de Meynert, Stricker's Handb, (fig. 243) où l'on voit nettement (trop nettement peut-être) indiqué le trajet des fibres occipitales du pédoncule. Il en existe également une planche très instructive dans l'*Atlas anatomique* du Bourgery et Cl. Bernard. Enfin nous avons trouvé dans l'anatomie de Bartholin (1640), une eau forte qui reproduit avec toute la fidélité désirable la coupe horizontale en question, particulièrement pour ce qui concerne les rapports des deux segments de la capsule avec la couche optique et le noyau caudé d'une part, et avec le noyau lenticulaire d'autre part.

Mais, nous le répétons, ces coupes n'avaient encore servi à aucune application dans l'anatomie pathologique ou dans l'anatomie de développement.

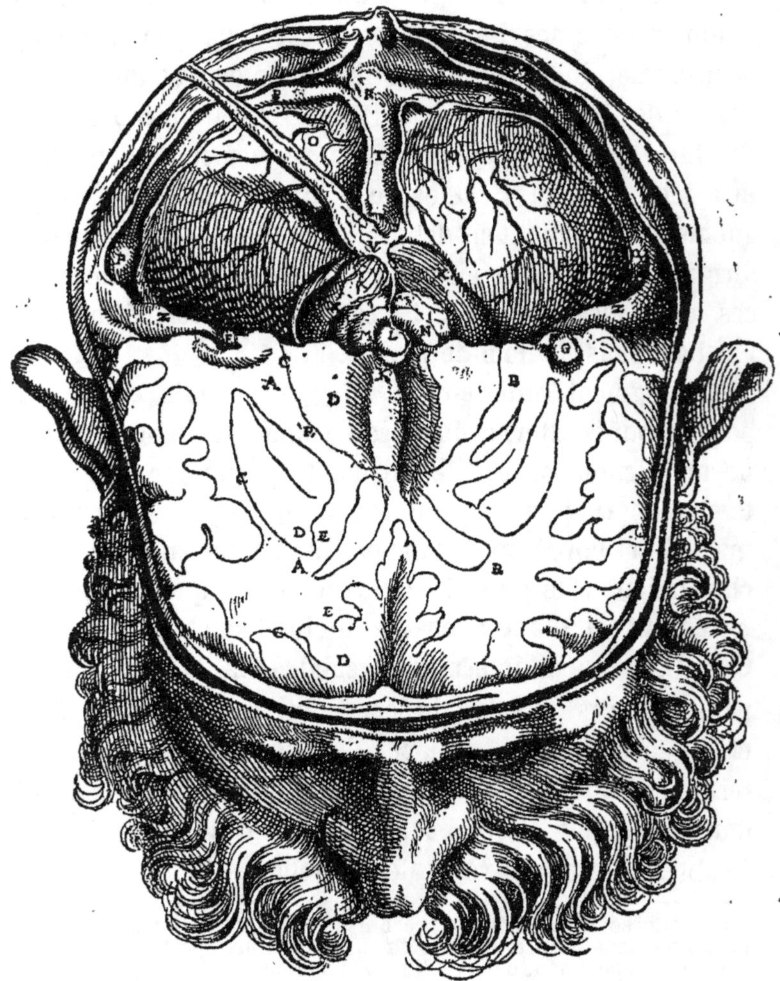

Fig. 2.— Nous reproduisons cette planche de l'*Anatomie* de Bartholin, parce qu'elle représente avec une grande exactitude la coupe horizontale du cerveau faite suivant la ligne
XY (voy. fig. 3). Les rapports du noyau lenticulaire avec le lobule de l'insula, la forme
de la capsule interne et les connexions de ses deux segments avec la couche optique
et le corps strié sont figurés sur cette eau-forte avec une fidélité remarquable.

II. — DU FAISCEAU PYRAMIDAL CONSIDÉRÉ AU POINT DE VUE DE L'ANATOMIE DE DÉVELOPPEMENT.

Nous n'insisterons pas longuement sur la formation fœtale du faisceau pyramidal. Il nous suffit de signaler seulement les conclusions que M. Flechsig a tirées de ses recherches afin de les mettre en regard des faits anatomo-pathologiques que nous avons observés et qui nous permettent de circonscrire avec précision les limites du faisceau moteur dans la capsule interne. Ce qui ressort des travaux de M. Flechsig, c'est que les régions motrices de l'écorce cérébrale n'entrent pas en communication directe avec le segment antérieur de cette capsule, non plus qu'avec le tiers postérieur du segment postérieur. De cette façon, le faisceau pyramidal ne représenterait qu'une bien faible partie de la capsule interne, et cela du reste n'a rien d'étonnant si l'on envisage combien est faible l'étendue des circonvolutions motrices proportionnellement à tout le reste des circonvolutious cérébrales.

Ces données d'anatomie descriptive, ainsi qu'on va le voir, sont tout à fait en harmonie avec les faits anatomo-pathologiques et c'est pour cela que nous avons tenu à les mentionner tout d'abord.

III. — DU FAISCEAU PYRAMIDAL AU POINT DE VUE DE L'ANATOMIE PATHOLOGIQUE DE LA CAPSULE INTERNE.

Voici de quelle façon M. Charcot s'exprimait, il y a

quatre ans, alors qu'il étudiait les dégénérations secondaires au point de vue des localisations cérébrales : « Les
dégénérations secondaires se produisent quand la lésion
porte sur les deux tiers antérieurs de la capsule interne ;
elles ne se produisent pas quand la lésion porte sur le tiers
postérieur ». Au mois d'avril dernier, M. Charcot est reve-
nu sur cette question dans son cours de la Faculté (1) et
a fait voir que si les dégénérations secondaires du faisceau
pyramidal sont limitées, comme le dit M. Flechsig, au
segment postérieur de la capsule interne, il n'est pas
moins vrai que des dégénérations secondaires peuvent se
produire dans le segment antérieur de cette capsule et
même provoquer après elles des dégénérations pédonculaires.

Ainsi les voies suivies par MM. Charcot et Flechsig
sont toutes différentes. L'auteur allemand n'envisage que
les conducteurs des centres de la motricité ; M. Charcot,
au contraire, étudie toutes les lésions dégénératives secondaires.

Il est donc certain qu'il existe dans la capsule interne
des dégénérations secondaires autres que celles du faisceau pyramidal proprement dit, et c'est là un point sur
lequel nous allons un instant nous appesantir.

Les dégénérations secondaires sont en quelque sorte le
résultat naturel et spontané d'une expérience par la méthode de Waller. A la suite de la destruction d'une fibre nerveuse motrice ou d'une région grise renfermant des cellules
motrices, on voit se former plus ou moins rapidement cette
sclérose particulière qui représente le dernier terme de la
névrite parenchymateuse consécutive à l'interruption du

---

(1) *Progrès médical*, 1879, n° 29.

conducteur nerveux ; et à cet égard, M. Charcot a très
souvent insisté sur le fait que les altérations spontanées
de l'écorce du cerveau sont infiniment supérieures aux
procédés artificiels, en tant qu'exemples utiles à la démonstration. D'un autre côté il paraît évident que dans le cerveau, comme dans la moelle épinière, les régions dites
motrices sont aussi des régions à centres trophiques ; on
a même pu croire qu'il n'existait de centres trophiques
que dans les régions motrices. Si donc on constate dans
la capsule interne les lésions bien évidentes d'une dégénération secondaire, il est tout naturel de supposer que
le point de départ de cette dégénération occupe la région
motrice des circonvolutions.

A l'aide d'une série de faits qu'il nous a été donné
d'observer récemment à la Salpêtrière, nous croyons pouvoir démontrer à notre tour qu'il peut se produire dans la
capsule interne d'autres dégénérations secondaires que
celles du faisceau pyramidal proprement dit. C'est là un
point de la plus haute importance, puisque la contracture
secondaire des hémiplégiques est le symptôme essentiel
de la dégénération de cause encéphalique, et que, dans
les cas dont nous allons donner l'analyse, la contracture
des membres a pu faire défaut, bien qu'il existât dans la
capsule une dégénération manifeste.

IV. — DÉGÉNÉRATIONS SECONDAIRES DANS LA CAPSULE.

Pour étudier les dégénérations secondaires dans la
capsule, nous avons toujours pratiqué la coupe horizontale dont M. Flechsig a fait voir les avantages. Msia, pour

obtenir cette coupe, nous avons procédé généralement
d'une façon un peu différente. Le professeur allemand
conseille de sectionner le cerveau par sa face externe aussi
parallèlement que possible avec la scissure de Sylvius. Il
est certain qu'on arrive ainsi au but que l'on se propose ;
cependant on n'y arrive pas à coup sûr, attendu que le
cerveau conserve rarement sa forme lorsqu'on a décorti-

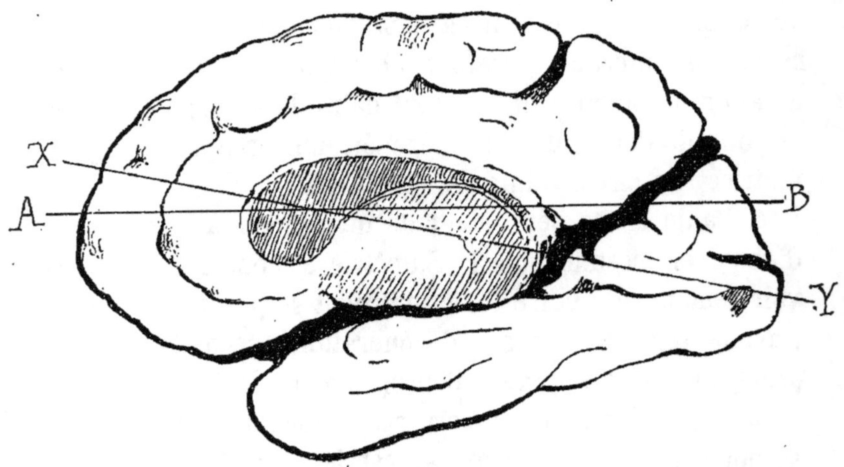

Fig. 3. — Face interne du cerveau. — AB, coupe horizontale. — XY, coupe oblique.

qué les méninges et que la coupe n'est pas toujours aussi
parallèle qu'il serait à désirer. En pareil cas, la capsule
interne ne présente pas les rapports qu'on recherche.
A notre avis, il est préférable de sectionner l'hémisphère
par sa face interne et de diriger le couteau un peu obliquement en bas et en arrière, en le faisant passer par le
milieu de la tête du corps strié et par le point de réunion
du tiers supérieur avec les deux tiers inférieurs de la
couche optique. De cette façon on est toujours sûr de pénétrer en droite ligne dans la région utile.

Les lésions de l'écorce du cerveau (lésions de localisations) n'entraînent donc de dégénération secondaire que dans le segment postérieur de la capsule. Voilà un point que M. Charcot a bien mis en lumière. En un mot il ne s'agit dans ces dégénérations secondaires de la capsule que d'une sclérose descendante du faisceau pyramidal. Mais en dehors des régions motrices, dans le centre ovale par exemple, certaines altérations, même peu étendues, sont capables de donner lieu à des dégénérations secondaires. Nous signalerons à cet égard notre observation III. Toutefois il faut reconnaître que les dégénérations capsulaires sont la plupart du temps difficiles à distinguer à l'œil nu ; on doit avoir recours au microscope pour s'assurer de l'existence de la lésion consécutive. Aussi ne nous étendrons-nous pas plus longuement sur la région capsulaire proprement dite, d'autant plus que l'étude des dégénérations capsulaires est beaucoup plus fructueuse quand on compare ces lésions avec les lésions coexistantes du pédoncule.

V. — DÉGÉNÉRATION PÉDONCULAIRE.

Les dégénérations secondaires sont des plus évidentes à la face inférieure des pédoncules, et, depuis qu'elles ont été indiquées par Türck, Charcot, Turner, Vulpian, bien souvent, dans nombre d'observations elles ont été décrites. M. Bouchard, à cette occasion, a énoncé la proposition suivante : « Dans les dégénérations descendantes, suites d'affections anciennes de l'encéphale, il n'est pas rare de trouver le pédonculé du côté malade plus petit que l'autre. On remarque alors, après avoir arraché ses enveloppes, que sa couleur est modifiée. Il présente à sa face inférieure une traînée d'un gris jaunâtre dirigée dans le sens de ses fibres, plus ou moins large, située tantôt à la partie interne, tantôt vers le milieu, tantôt à la partie externe, suivant le siège qu'occupe dans l'hémisphère l'altération primitive (1). »

Un peu plus tard, MM. Jaccoud et Hallopeau, décrivaient à peu près de la même manière les dégénérations secondaires dans le pédoncule : « Si l'atrophie secondaire est considérable, on voit sur le pédoncule cérébral correspondant à la lésion une bandelette grisâtre. Elle en occupe la partie médiane, la partie interne, ou la partie externe, suivant que la lésion centrale intéresse la partie moyenne, antérieure, ou postérieure, du corps strié (2). » Cette délimitation des dégénérations dans le pédoncule est très loin d'être exacte.

Il y a déjà un certain temps qu'on sait que la dégénération secondaire des hémisphères n'occupe que la partie moyenne de l'étage inférieur, autrement dit la région pyramidale.

Pour ce qui est de la partie postérieure du pédoncule, il est certain que *jamais jusqu'à ce jour on n'en a observé la dégénération*, du moins consécutivement à une lésion encéphalique. En effet, il paraît évident que les fibres postérieures du pédoncule sont des fibres centripètes.

Quant à la partie interne du pédoncule, elle était encore

---

(1) *Loc. cit.*, page 19 du tirage à part.
(2) *Nouv. dictionn. de méd. et de chirurg. pratiques*, tome XII pl., 116.

regardée, il y a fort peu de temps, comme une région absolument à l'abri de toute éventualité de dégénération descendante. Au mois d'avril dernier, M. Charcot a cependant cité un exemple d'une altération de ce genre dans son cours de la Faculté (1), et nous en rapportons plus loin l'observation.

Mais depuis cette époque, en cherchant attentivement dans les nombreuses autopsies de cerveau que nous avons pratiquées dans le service de ce maître et en consultant les observations de nos prédécesseurs, nous avons pu arriver à dégager sept cas bien démonstratifs de dégénération de la partie interne du pédoncule.

En assignant aux dégénérations pédonculaires une localisation interne, moyenne ou postérieure, suivant que la lésion encéphalique occupe la partie antérieure, moyenne ou postérieure de l'écorce ou des noyaux gris centraux, les auteurs que nous avons cités ne faisaient, après tout, que sanctionner l'idée, déjà si ancienne, que le cerveau peut être divisé en trois régions : une région antérieure destinée aux fonctions psychiques, une région moyenne destinée aux fonctions motrices, une région postérieure destinée aux fonctions de sensibilité.

Nous allons, à notre tour, envisager la question sous le même point de vue, et, tout en nous gardant contre les hypothèses, commenter dans le même sens les observations que nous avons recueillies.

Assurément l'étage inférieur du pédoncule peut être considéré comme composé de trois faisceaux, et il est positif que dans l'état normal on peut souvent constater l'existence de cette division (*Fig. 4*). Bien des fois nous avons

---

(1) *Progrès médical*, 1879, n° 31.

remarqué que le pédoncule présente à sa face inférieure, trois saillies assez nettement distinctes correspondant aux trois faisceaux dont nous allons nous occuper :

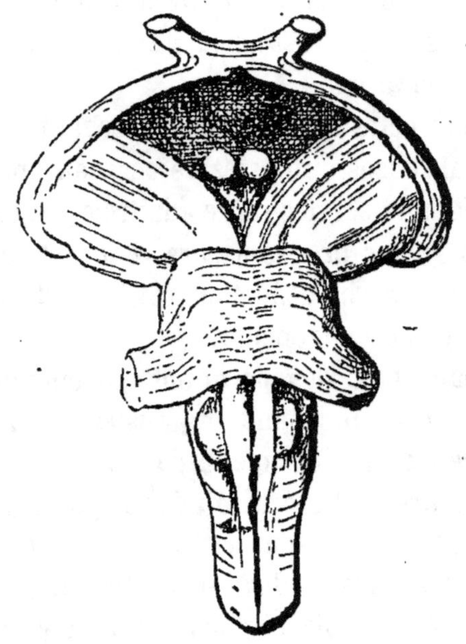

Fig. 4. — L'étage inférieur des pédoncules est divisé en trois faisceaux apparents. (Disposition fréquente à l'état normal).

1° Le faisceau postérieur ou faisceau de sensibilité, qui, selon Meynert, doit aboutir directement au lobe occipital, ne dégénère jamais. Sur ce premier point, aucun doute n'est possible.

2° Le faisceau moyen, qui est le siège le plus fréquent — et l'on a pu dire longtemps le siége unique des dégénérations secondaires — est composé de fibres destinées aux muscles de la volonté.

3° Enfin le faisceau interne, qui longtemps a été regardé comme incapable de dégénération, provient manifestement des parties antérieures du cerveau et s'arrête dans la moelle allongée. Là, selon toute vraisemblance, ses fibres entrent en rapport avec les organes complexes, qui forment une si grande partie de la substance grise bulbaire, et on peut le considérer comme une commissure entre le cerveau et les noyaux moteurs du bulbe. Pour cette raison, et en sa qualité de faisceau moteur, il est donc susceptible de dégénérer, au même titre que le faisceau moyen émané des circonvolutions motrices.

Nous conservons par conséquent, du point de vue des dégénérations secondaires, la division de l'étage pédonculaire inférieur en trois faisceaux. Il nous reste à localiser, au moyen de l'anatomie pathologique, les parties de la capsule interne qui correspondent aux trois faisceaux pédonculaires.

VI. — RAPPORTS DES LÉSIONS DE LA CAPSULE INTERNE AVEC LES DÉGÉNÉRATIONS PÉDONCULAIRES.

De même que nous avons divisé le pédoncule en trois faisceaux auxquels sont dévolues des attributions différentes, de même, en ce qui concerne la capsule interne, devons-nous donner les limites des régions qui représentent l'expansion encéphalique de ces trois faisceaux.

Pour ce qui est du faisceau postérieur du pédoncule, il est entendu qu'il se continue dans le dernier tiers du segment postérieur de la capsule interne; c'est là que se trouve le carrefour de toutes les sensibilités, à l'occasion duquel M. Charcot a su assimiler l'hémianesthésie des hémiplégiques à l'hémianesthésie des hystériques. Nous n'y reviendrons pas et nous nous contenterons de dire que dans le pédoncule, ce faisceau occupe toujours près d'un tiers de l'étage inférieur (*tiers externe*).

Le faisceau pyramidal, comme nous avons eu l'occasion d'en faire mention plus haut, est représenté dans la capsule par les deux tiers antérieurs du segment postérieur. Si ce faisceau pyramidal est détruit dans sa totalité, ou s'il existe à la surface du cerveau un de ces vastes ramollissements qui suppriment d'un seul coup toute la région des circonvolutions motrices, la région correspondante du pédoncule sera représentée par une dégénération de forme triangulaire à sommet dirigé vers l'angle de la protubérance. En pareil cas, l'étendue de cette dégénération pédonculaire occupera environ le tiers moyen de l'étage inférieur.

Les observations de cette nature sont incomparablement les plus fréquentes, et nous ne croyons pas nécessaire d'y insister plus longuement.

Quant à ce qui concerne le faisceau pédonculaire interne, il va de soi que les lésions à la suite desquelles il dégénère, occupent une situation quelconque dans le segment antérieur de la capsule interne. Tel est le dernier point qu'il nous reste à examiner.

Or il nous semble qu'on peut diviser en trois catégories, caractérisées par un type spécial, les lésions du faisceau interne du pédoncule et que chacune de ces dégénérations correspond à un siège différent, non-seulement dans le sens antéro-postérieur, mais aussi dans le sens transversal du segment antérieur de la capsule interne.

Premier type. — Dégénération de la partie la plus interne du pédoncule. — Lorsque le pédoncule cérébral est dégénéré dans sa partie la plus interne (Voy. obs. I), l'altération correspondante de la capsule intéresse la partie *la plus antérieure et la plus interne* du segment antérieur.

Mais si la dégénération est séparée du bord interne du pédoncule par une très mince bandelette de substance blanche saine, cela signifie qu'il reste dans le segment antérieur de la capsule interne un faisceau de fibres saines entre cette lésion de la capsule et le noyau caudé ; et s'il nous est permis d'interpréter immédiatement cette coïncidence, nous dirons que les fibres les plus internes du pédoncule et de la capsule sont la continuation des fibres émanées de la partie la plus interne du lobe antérieur (voy. observ. II et III.).

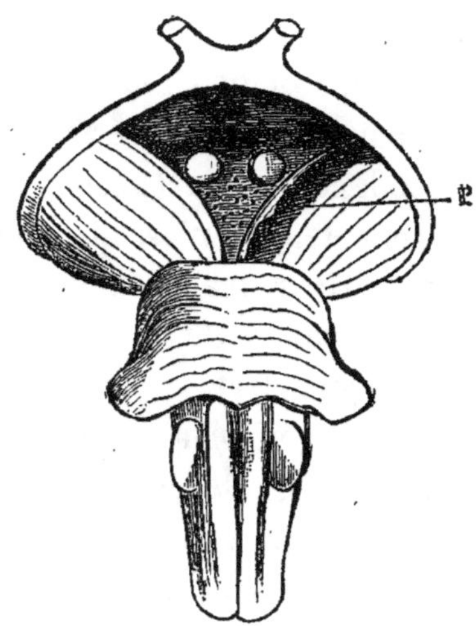

Fig. 5. — P, *Dégénération du faisceau interne du pédoncule.* (Obs. II et III.)

Deuxième type. — Dégénérations pédonculaires situées entre le faisceau le plus interne du pédoncule et le faisceau pyramidal. — Ce type ne présente rien de bien particulier, si ce n'est qu'il correspond à l'altération de la partie moyenne du segment antérieur.

Troisième type. — (*Intermédiaire entre le type de dégénération interne et la dégénération du faisceau pyramidal.* — Ce type, assurément moins rare et aussi moins inattendu que les précédents, est cependant à notre avis le plus intéressant de tous. Lorsqu'on examine le pédoncule d'un aphasique qui n'est resté que momentanément paralysé des membres, on s'aperçoit que la dégénération pédonculaire vulgaire n'existe pas, et que le triangle de dégénération de la face inférieure du pédoncule est souvent remplacé par une traînée grisâtre, située à la réunion du faisceau interne avec le faisceau moyen de l'étage inférieur. Ce n'est donc pas là le siège de la dégénération à laquelle sont dues les contractures secondaires : c'est en quelque sorte un siège intermédiaire ; et le grand intérêt que présente cette situation toute particulière de la dégénération pédonculaire consiste précisément en ce que les lésions correspondantes de la capsule occupent une localisation assez constante, qui n'est ni le segment antérieur ni le segment postérieur, mais la région désignée par Flechsig sous le nom de *genou de la capsule interne.*

Dans trois cas très démonstratifs (Voy. observ. IV, V, VI), nous avons vu une lésion bien circonscrite du genou de la capsule donner lieu à une dégénération pédonculaire, située entre le faisceau interne et le faisceau moyen de l'étage inférieur (*Fig. 6.*), c'est-à-dire en avant de la région motrice du pédoncule (1).

Il est facile de voir combien cette lésion touche de près l'altération capsulaire du faisceau pyramidal, et, au premier abord, il peut paraître assez difficile d'établir une

---

(1) Nous avons tout récemment observé deux cas absolument conformes à ceux des observations IV, V, VI.

démarcation bien accusée entre les lésions du genou et
celles de la partie antérieure du segment postérieur. A
vrai dire, nous sommes d'avis qu'il ne faut pas trop diffé-

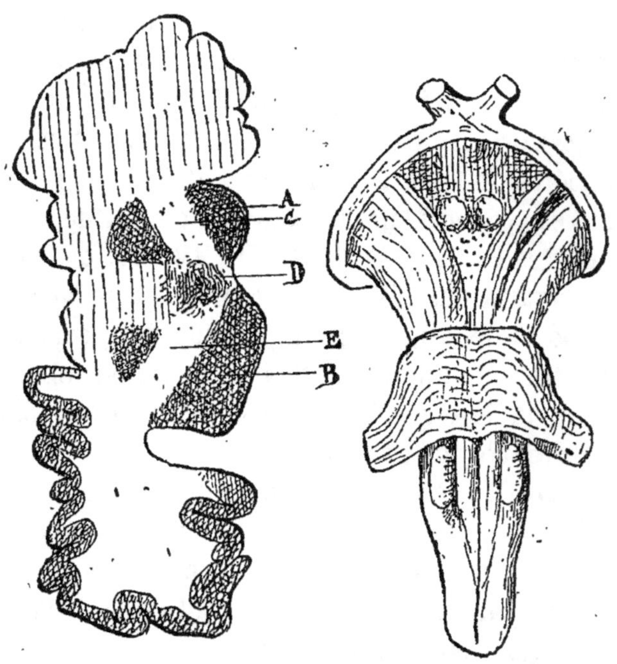

Fig. 6. — Ramollissement récent de tout le lobe frontal du lobule de l'insula et du tiers
moyen du noyau lenticulaire. — D, Ramollissement ancien occupant exactement la
région du genou de la capsule. — A, noyau caudé. — B, couche optique. — C, segment antérieur de la capsule. — E, segment postérieur de la capsule.

rencier, au point de vue anatomique et fonctionnel, ces
deux parties de la capsule interne, et nous allons en donner
dès à présent la raison.

Nous avons vu que les dégénérations du faisceau pyramidal s'étendent à travers la protubérance annulaire, depuis le pédoncule cérébral jusque dans le cordon latéral
du côté opposé de la moelle épinière. Mais le nom de
faisceau pyramidal est très mal appliqué, en ce sens qu'il
désigne uniquement les fibres nerveuses qui, réunies en

un seul faisceau, subissent la décussation en dessous de la pyramide bulbaire, pour aller se répandre aux différents étages de la substance grise. Le véritable nom du faisceau pyramidal serait « *faisceau volontaire,* » ainsi que l'ont déjà démontré Ferrier, Carville et Duret. Or, si dans les dégénérations de ce faisceau pyramidal, on constate toujours une sclérose latérale du côté opposé, il est certain que cette sclérose fait défaut quand il s'agit d'une dégénération du faisceau pédonculaire interne (premier et deuxième types). Dans les observations I, II, III, IV, VI, où l'altération dégénérative du faisceau interne de l'étage inférieur était des plus évidentes, il était impossible de reconnaître la moindre trace de sclérose latérale : cela nous oblige à admettre que la dégénération de ce faisceau pédonculaire aboutissait aux noyaux du bulbe.

D'un autre côté, il est certain que les paralysies faciales, les paralysies de la langue, l'aphasie, tiennent à la suppression de l'incitation volontaire propagée au bulbe, dans l'état normal, par des faisceaux de substance blanche ayant leur origine dans l'écorce cérébrale. Ces faisceaux, étant des faisceaux moteurs, devraient être naturellement considérés comme faisant partie du faisceau pyramidal. Donc, il ne faut pas, sous prétexte qu'ils s'arrêtent dans le bulbe et ne subissent pas la décussation des pyramides, les exclure du groupe de conducteurs auxquels appartient le faisceau pyramidal proprement dit.

Par conséquent, la région intermédiaire sur laquelle nous venons d'insister appartient, sous le rapport de sa structure et de ses fonctions, à la même catégorie que la région moyenne de l'étage inférieur, bien qu'elle fasse partie du faisceau interne du pédoncule. C'est aux dégénérations de ce faisceau pédonculaire que sont dues les paralysies de la face et de la langue (Voy. observ. IV, V, VI) et l'aphasie, lorsque la lésion est du côté gauche ; et alors, de même que la sclérose descendante médullaire provoque une contracture permanente des membres, de même, la sclérose de ce faisceau détermine la contracture secondaire de la face, symptôme excessivement commun dans les hémiplégies faciales anciennes.

La proposition qui précède est amplement justifiée par les faits anatomo-pathologiques que nous avons observés ; elle trouve également une confirmation dans les résultats anatomiques fournis par l'étude histologique du bulbe dans les cas de sclérose latérale amyotrophique. Mais nous pensons que l'histoire du développement du névraxe doit donner à nos conclusions une sanction plus précieuse encore. Le travail de Flechsig renferme quelques planches qui peuvent être utilisées pour le but que nous poursuivons (*Fig. 7.*). L'une de ces planches représente la première apparition de la substance blanche qui réunit la troisième circonvolution frontale à la capsule interne (faisceau frontal inférieur de Pitres). Ce faisceau se développe en même temps que le reste du faisceau pyramidal, ou un peu plus tard ; mais toujours on le voit s'accroître pendant la même période que le faisceau pyramidal proprement dit. La coupe dont nous reproduisons ici une réduction schématisée fait voir en outre que les fibres blanches qui émanent de la troisième circonvolution frontale ou de la partie inférieure de la frontale ascendante vont fournir un appoint considérable au segment antérieur de la capsule, principalement vers sa partie externe, c'est-à-dire au contact du noyau lenticulaire. Cette observation, dans le domaine de l'anatomie de développement, concorde donc absolument avec les résultats auxquels l'anatomie pathologique nous a conduits ; il existe par

conséquent dans le segment antérieur de la capsule certaines fibres capables de dégénération descendante, et ces
fibres proviennent de la partie postérieure et externe du
lobe frontal. D'ailleurs, les recherches *chromologiques*
de M. Parrot sur le développement de la *zone rolandi-*

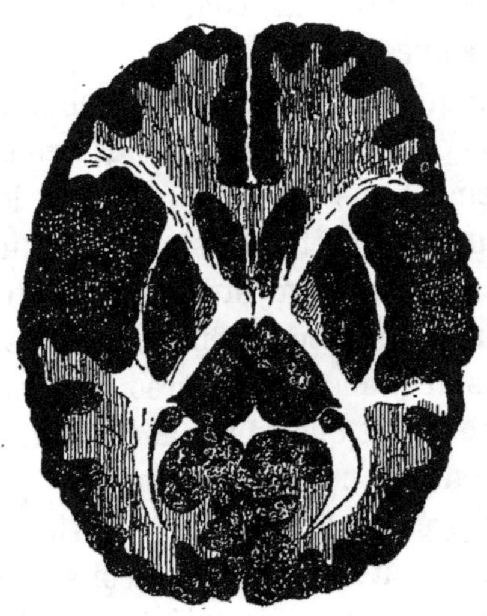

Fig. 7. — *Coupe horizontale du cerveau d'un enfant nouveau-né.* — Les fibres blanches
du segment antérieur de la capsule interne vont se perdre dans la 3° circonvolution
frontale.

que (1) démontrent que le faisceau pyramidal s'étend en
avant vers les régions motrices du lobe frontal, et par
suite que le segment antérieur de la capsule est composé,
pour une certaine part, des éléments conducteurs de ce
faisceau. En limitant aux deux tiers antérieurs du segment
postérieur de la capsule interne l'étendue du faisceau
pyramidal, M. Flechsiz s'est donc un peu trop hâté de dire :
« Nous avons changé tout cela. »

Quant aux dégénérations de la bandelette la plus
interne du pédoncule, elles nous ont paru toujours coïn-

(1) Voy. *Soc. de Biologie*, avril 1879.

*cider avec des troubles purs et simples de l'intelligence
sans aucune manifestation paralytique aux membres, au
visage ou à la langue* (Voy. observ. I, II, III, VI). Dans
les observations I et III, où la dégénération était tout à
fait voisine du bord interne du pédoncule, les seuls troubles constatés ont été des troubles psychiques, parmi lesquels la perte de la mémoire et surtout l'oubli des mots
ont été les plus caractérisés. Dans l'observation II, il
n'existait pas de signes de paralysie, mais simplement une
grande difficulté de langage : « il fallait, nous disait une surveillante, entendre parler la malade pour se douter qu'elle
fût paralysée. » Enfin, dans l'observation IV, nous avons
un exemple très-instructif d'une double lésion centrale
intéressant du côté gauche le genou de la capsule et du
côté droit le segment postérieur. Cette malade était une
faible d'esprit, aphasique du fait de la lésion hémisphérique
gauche ; et de plus elle était paralytique à gauche, du fait
de la lésion hémisphérique droite.

CONCLUSION

Il existe dans le pédoncule cérébral quatre faisceaux dont les rôles peuvent être répartis de la manière suivante :

*1° Un faisceau postérieur destiné à la transmission
des impressions sensibles.* (Charcot, Meynert).

*2° Un faisceau moyen destiné à l'innervation des
muscles des membres et du tronc.*

3° *Un faisceau de petite dimension que nous appellerions volontiers le faisceau géniculé, en raison de ses connexions avec le genou de la capsule interne. Ce faisceau renferme des fibres motrices et se distribue aux noyaux du bulbe, pour donner le mouvement à la face, à la langue (au voile du palais peut-être), en un mot à toutes les parties de la tête et du visage qui peuvent être actionnées par la volonté.*

4° *Un faisceau interne qui se termine également dans le bulbe et dont la dégénération ne semble coïncider le plus souvent qu'avec des troubles intellectuels.*

A ces quatre faisceaux correspondent les quatre divisions suivantes de la capsule interne.

1° *Au faisceau postérieur répond le tiers postérieur du segment postérieur (c'est la région de l'hémianesthésie,* Charcot, Raymond).

2° *Au faisceau moyen répondent les deux tiers antérieurs du segment postérieur ;*

3° *Au faisceau que nous avons appelé géniculé répond le genou de la capsule ;*

4° *Enfin au faisceau interne répond tout le segment antérieur de la capsule interne.*

Nous ajouterons que les lésions isolées de chacun de ces faisceaux ne sont pas rares, mais d'un autre côté il peut arriver (et c'est peut-être le cas le plus commun) que ces diverses dégénérations se combinent de manière à représenter dans l'étage inférieur des traînées grisâtres, de siège et d'étendue variés.

Cependant, contrairement à ce qu'avaient dit certains auteurs, le pédoncule ne peut pas être dégénéré dans sa totalité ; en d'autres termes, il y a un maximum que la dégénération ne saurait dépasser. Le maximum est atteint dans l'observation VII, où la dégénération occupe les trois quarts internes de l'étage inférieur, ne respectant que le quart postérieur. Dans ce cas tout le lobe frontal, tout le lobe pariétal et une grande partie du lobe occipito-sphé-

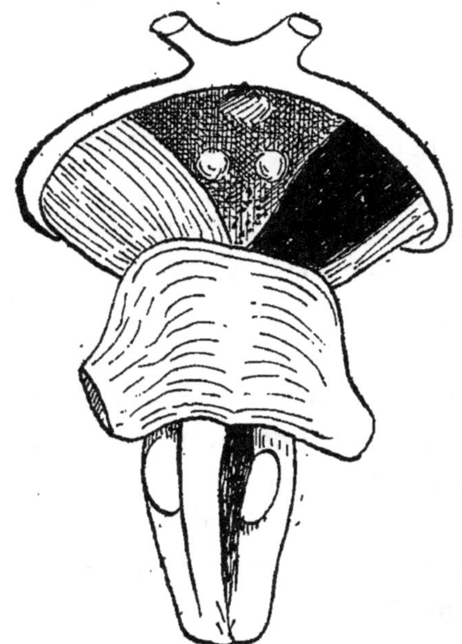

Fig. 8. — Dégénération des deux tiers internes du pédoncule. (Voy. Obs. VII.)

noïdal avaient été détruits par un vaste ramollissement superficiel.

Telles sont les lésions de l'encéphale qui déterminent dans la moelle épinière et dans la moelle allongée les dégénérations scléreuses auxquelles il faut attribuer les contractures des membres, de la tête et de la face caractéristiques de l'hémiplégie permanente.

CHAPITRE III

Dégénération secondaire dans la moelle épinière.

I. — LÉSIONS DE LA SUBSTANCE BLANCHE.

C'est surtout dans le cordon latéral de la moelle épinière que l'on observe les lésions de la dégénération secondaire d'origine cérébrale. Il a même semblé longtemps aux auteurs qui se sont occupés de la question, qu'une lésion de la substance blanche fût le seul résultat des dégénérations secondaires et même, ainsi que nous l'avons déjà dit, c'est la constance de cette sclérose descendante qui a pu permettre de considérer bien souvent le faisceau latéral de la moelle épinière comme le substratum anatomique de toutes les contractures.

Dans une autre affection, où les contractures figurent également au nombre des symptômes les plus importants, la sclérose latérale amyotrophique, l'altération du cordon latéral a été regardée à juste titre comme une des causes déterminantes de ces contractures. Il paraît résulter des nombreuses recherches qu'a suscitées l'exposé de cette maladie présenté, il y a peu d'années, par M. le professeur Charcot, que la sclérose latérale amyotrophique est la maladie primitive du faisceau pyramidal, tandis que les dégénérations descendantes de cause encéphalique doivent figurer à titre d'affections secondaires du même appareil.

En tout cas il est incontestable que l'ensemble clinique

qui correspond à chacune de ces deux formes morbides, offre des analogies frappantes, abstraction faite de la cause de l'unilatéralité dans l'hémiplégie et surtout du pronostic fatal de la sclérose latérale amyotrophique. Quant aux différences anatomiques, elles ont été signalées et décrites par M. Charcot lui-même avec assez de détails pour que nous n'y revenions pas. Bien au contraire, nous ne ferons qu'insister sur la ressemblance des deux lésions, qui, au point de vue de la contracture, ont une détermination clinique identique.

Nous voulons dire par là que, le faisceau pyramidal ayant pour aboutissant spinal les cellules de la corne antérieure de la moelle épinière, la dégénération de ce faisceau pourra entraîner tôt ou tard l'atrophie et la disparition de ces éléments. Dans la sclérose latérale primitive, les lésions de la substance grise sont précoces ; dans la sclérose latérale secondaire, elles peuvent mettre de longues années à se produire ; mais, de toutes façons, la constance de leur apparition dans l'un de ces cas et leur fréquence dans l'autre font bien voir qu'elles ont avec le faisceau pyramidal d'étroits rapports de continuité.

La sclérose du faisceau pyramidal nous démontre donc par une voie détournée mais bien supérieure à celle de l'anatomie normale l'existence de ces relations. En effet, sur les coupes transversales d'une moelle épinière saine on a grand'peine à distinguer dans la substance blanche la direction des cordons nerveux. Au contraire, dans les cas de myélites chroniques, où s'accomplit une transformation fibreuse de certains faisceaux conducteurs, rien n'est plus aisé que de suivre dans la direction des traînées scléreuses le trajet régulier que parcouraient ces faisceaux nerveux dans leur état normal.

Or voici ce que nous démontre péremptoirement l'étude des dégénérations secondaires : c'est que de la partie antéro-interne du faisceau pyramidal sclérosé se détachent des groupes plus ou moins condensés de fibres qui se dirigent vers la substance grise, où elles se perdent. Dans la sclérose latérale amyotrophique, on observe identiquement la même altération ; de telle sorte que l'existence de ces fibres scléreuses, jetées comme une sorte de trait d'union entre le cordon latéral et la substance grise de la corne antérieure, est suffisante, à notre avis, pour infirmer l'opinion en vertu de laquelle le faisceau pyramidal représenterait un système de fibres nerveuses destinées aux muscles de la vie de relation (1).

Cette dernière théorie qui comporte une relation directe entre l'écorce du cerveau et la fibre musculaire, par le chemin unique du faisceau pyramidal, est donc désormais insoutenable. Il faut au contraire envisager le faisceau pyramidal comme une grande commissure établie entre l'écorce cérébrale et les cornes antérieures de la moelle épinière. Par l'entremise de ce faisceau la volonté agit à distance sur les centres médullaires ; mais ceux-là seuls peuvent être considérés comme entrant en relation directe avec la fibre musculaire par les prolongements qu'ils envoient dans les nerfs périphériques.

D'ailleurs, ainsi que nous allons le démontrer dans le paragraphe suivant, l'atrophie musculaire, qu'on peut observer quelquefois dans l'hémiplégie, ne se produit jamais

---

(1) Cependant M. Huguenin n'est pas absolument affirmatif : « Avec les méthodes actuelles d'investigation, on ne peut pas dire avec certitude s'il y a des fibres du pédoncule cérébral qui se rendent obliquement en haut et en dehors au travers de la capsule interne dans la couronne radiée sans passer par les gros ganglions. » (*Loc. cit.*, p. 140).

qu'autant que les cellules antérieures de la moelle ont
subi elles-mêmes les effets de la dégénération du cordon
latéral.

II. — LÉSIONS DE LA SUBSTANCE GRISE DE LA MOELLE ÉPINIÈRE (1).

Nous nous proposons maintenant de démontrer qu'une
atrophie musculaire proprement dite peut être la conséquence de l'hémiplégie avec contracture, et que cette
conséquence est plus commune qu'on ne le croit généralement.

M. le professeur Charcot a déjà signalé depuis longtemps la possibilité de l'atrophie de certains groupes
musculaires dans les hémiplégies cérébrales. Il ne s'agira
donc pas ici de faits nouveaux ; mais nous ajouterons
quelques observations à celles qui ont été publiées jusqu'à
ce jour, et nous ferons voir ainsi que la lésion des cornes
antérieures de la moelle d'où résulte cette atrophie, loin
de figurer dans l'anatomie pathologique de l'hémiplégie
comme une lésion de hasard, fortuite ou exceptionnelle,
doit être envisagée comme le résultat naturel et parfaitement régulier de la dégénération secondaire du faisceau
pyramidal.

I. — L'atrophie musculaire dans l'hémiplégie est, ainsi
qu'il résulte de tout ce qui précède, une variété clinique
qui fait partie intégrante de l'histoire des dégénérations
secondaires. La lésion préliminaire, indispensable à l'alté-

---

(1) Une grande partie de ce paragraphe a été publiée dans la *Revue
mensuelle de médecine et de chirurgie*. (Août 1879.)

ration des cornes antérieures de la moelle épinière, est la sclérose descendante du faisceau pyramidal ; et il va de soi que les hémiplégies curables, transitoires, qui ne se prolongent pas indéfiniment du fait d'une dégénération fasciculée latérale, ne peuvent pas donner naissance aux troubles trophiques que nous allons étudier.

Malgré l'abondance des travaux et des observations qui ont paru depuis quelques années sur cette intéressante question des dégénérations secondaires, il est assez remarquable que la participation de la substance grise aux troubles anatomiques de la sclérose descendante ait été si longtemps passée sous silence. L. Türck n'en fait aucune mention ; M. Bouchard en dit quelques mots, il est vrai ; mais la proposition très laconique qu'il formule est loin d'être favorable à la thèse que nous allons soutenir : « Les altérations secondaires de la moelle épinière *ne s'observent jamais que dans les faisceaux de substance blanche. La substance grise a toujours été trouvée intacte* (1). » Nous sommes parfaitement convaincu de l'exactitude des faits signalés par M. le professeur Bouchard ; cependant il nous excusera de contester que cette règle soit sans exceptions.

Une observation de M. Charcot, que nous reproduisons à la fin de cette étude (Voy. obs. VIII), vint démontrer que la substance grise pouvait participer aux dégénérations médullaires de cause cérébrale. Néanmoins, comme le cas était le seul de son espèce, on ne pouvait encore relater cette complication qu'avec des restrictions. C'est ainsi que M. Charcot, ayant à faire le parallèle de la sclérose latérale descendante et de la sclérose amyotrophique, ne parle

---

(1) *Loc. cit.*, p. 9 du tirage à part.

de l'atrophie des cornes antérieures que pour en signaler la rareté : « Les bords de la tache scléreuse, dans la sclérose latérale primitive, sont diffus, mal délimités. Dans quelques cas, on les trouve pour ainsi dire confondus avec la substance grise. On sait que celle-ci est régulièrement envahie par l'altération scléreuse dans le cas de sclérose latérale amyotrophique, tandis que cela n'a lieu que d'une façon tout à fait exceptionnelle dans la sclérose consécutive de cause cérébrale (1). »

Malgré la réserve que comporte cette proposition, l'affirmation du fait n'en subsiste pas moins. D'ailleurs M. Charcot entrevoyait alors que les cas du même genre devaient se multiplier du jour où on les rechercherait avec plus de soin, et à cette même époque il donnait des indications dans ce sens à M. Carrieu, qui trouvait à la Salpêtrière de précieux documents pour sa thèse inaugurale *sur les dégénérations secondaires de cause spinale.*

Dans cette étude très intéressante, M. Carrieu revint sur le passé de la question et signala les observations cliniques qui, selon lui, devaient répondre aux lésions anatomiques dont il s'occupait plus spécialement (2) : « Romberg dans son *Traité des maladies du système nerveux*, 1850, rapporte un fait qui, malgré la pénurie des détails, rentre évidemment dans la classe de ceux que nous étudions. Il s'agit d'un individu qui fut frappé d'une attaque d'hémiplégie du côté gauche. La paralysie cède bientôt au membre inférieur ; au membre supérieur, elle est peu accusée et reste limitée à certains muscles qui, pendant ce temps, se sont atrophiés. Ce sont en particulier

---

(1) *Leçons sur les localisations cérébrales*, p. 161.
(2) CARRIEU, Th., Montpellier, 1876.

les muscles de l'épaule qui sont pris, le deltoïde, les sus et sous-épineux. » On pourrait aussi rapprocher de çe fait, un peu trop résumé, une observation que M. Bouchard avait communiquée en 1864 à la Société de Biologie (Voy. observation IX).

Cette observation est intéressante à plus d'un titre. Nous y trouvons le passage suivant où sont signalées bien explicitement les lésions de l'atrophie musculaires : *Les muscles sont atrophiés, friables, d'une coloration jaune rougeâtre, et sous le microscope présentent un grand nombre de granulations graisscuses dans les faisceaux primitifs, dont la striation transversale a disparu. En même temps, il y a une multiplication d'un grand nombre de noyaux embryoplastiques entre les faisceaux primitifs.*

Mais ce qui rend cette observation particulièrement remarquable, c'est assurément l'exactitude avec laquelle sont précisées les limites des altérations corticales. Une pareille localisation dans les centres moteurs était bien faite pour entraîner une dégénération secondaire.

Ces analyses rétrospectives, malgré l'attrait historique qu'elles présentent, ne furent pas d'un grand secours à M. Carrieu pour la solution du problème. L'observation avec autopsie publiée par M. Charcot demeurait le seul document utile.

D'autres observations, bien incomplètes il est vrai, avaient été cependant recueillies de différents côtés. Ainsi, à propos des myélites diffuses, M. Hallopeau mentionne à plusieurs reprises la propagation de la sclérose latérale descendante à la substance grise et particulièrement à la corne antérieure : « L'apparition d'atrophies musculaires permet d'affirmer que la sclérose a provoqué l'atrophie

des cornes antérieures de la moelle ou des racines correspondantes (1). »

Dans ce passage il s'agit d'observations recueillies dans
le service de M. Vulpian. Mais M. Hallopeau ne paraît pas
attribuer à l'altération des cornes antérieures la signification d'une lésion systématique.

Un peu plus tard, M. Charcot rappelle également des
cas du même genre qu'il a observés avec M. Pierret, et il
y insiste dans les termes les plus formels : « Développée
à l'occasion d'une lésion cérébrale en foyer, la sclérose
consécutive acquiert, à un moment donné, une existence
en quelque sorte indépendante, autonome ; elle se traduit
par des symptômes particuliers. Il peut arriver que, en
raison même de cette autonomie, la lésion se répande au
delà des limites qui lui sont d'habitude assignées dans les
faisceaux latéraux et envahisse dans la moelle des terri-
toires voisins, les cornes de substance grise, par exemple ; on comprend qu'en pareil cas d'importantes modifications puissent survenir dans le tableau symptomatique ;
c'est ainsi que les muscles des membres paralysés, qui
d'ordinaire, dans l'hémiplégie permanente, conservent
pendant quelque temps leur texture normale et ne s'amai-
grissent qu'à la longue, subissent dans certains cas une
atrophie dégénérative plus ou moins rapide, en même
temps que la rigidité déterminée par la contracture fait
place de nouveau à la flaccidité. Dans plusieurs exemples
de ce genre nous avons constaté, M. Pierret et moi, outre
la sclérose latérale classique, une lésion de la corne grise
antérieure du même côté ayant amené la destruction des
grandes cellules nerveuses de la région (2). »

____

(1) *Etude sur les myélites chroniques diffuses.* (*Arch. gén. de médecine*, 1871-72 ; 1872, p. 74.)
(2) *Leçons sur les localisations cérébrales*, p. 163

Et ailleurs, parlant du pronostic de la contracture hystérique permanente *sine materia* et de la contracture hystérique avec dégénération secondaire, M. Charcot s'exprime encore de la façon la plus catégorique sur la possibilité de la complication *atrophie musculaire* : « La trépidation convulsive des membres contracturés, provoquée ou survenant spontanément (épilepsie spinale tonique), un certain degré d'émaciation des masses musculaires, un peu d'amoindrissement dans l'énergie de la contractilité électrique, ne devraient pas, si j'en juge d'après les observations qui me sont propres, faire désespérer complétement de voir la contracture disparaître sans laisser de traces. Au contraire, *l'atrophie limitée plus particulièremeut à certains groupes de muscles, surtout s'il y joignait des contractions fibrillaires analogues à celles qu'on observe dans l'atrophie musculaire progressive, ou un affaiblissement très notable de la contractilité faradique devrait faire supposer non seulement que les cordons latéraux sont profondément lésés, mais que, en outre, les cornes antérieures de la substance grise ont été envahies* (1). »

Enfin, en 1876, M. le professeur Pitres, alors interne à la Salpêtrière, recueillait dans le service de M. Charcot l'observation détaillée d'une femme hémiplégique chez laquelle on constatait une atrophie des muscles de l'épaule et de certains groupes musculaires de la main. Le diagnostic de la lésion médullaire formulé du vivant de la malade fut confirmé par l'autopsie, dont les détails sont aussi explicites que possible (2).

---

(1) *Leçons sur les maladies du système nerveux,* t. I, p. 364.
(2) Pitres. — *Note sur un cas d'atrophie musculaire consécutive à une sclérose latérale secondaire de la moelle épinière.* (*Arch. de physiol. norm. et path.*, 1876, p. 657.)

Pour la seconde fois seulement était constatée la destruction des grandes cellules motrices de la corne antérieure au cours d'une dégénération secondaire de cause

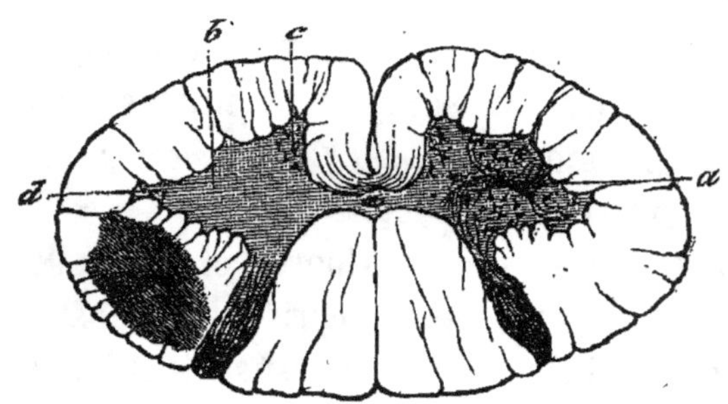

Fig. 9. — *Coupe de la moelle épinière dans la région cervicale,* — A, corne antérieure droite (saine). — B, corne antérieure gauche (côté de la dégénération descendante ; les cellules ont complètement disparu, sauf en C et en D. (Fig. empruntée au travail de Pitres, *Arch. de Physiol.*, 1876.)

cérébrale. La concordance de cette observation avec celle de M. Charcot rendait donc de plus en plus vraisemblable que la lésion et le symptôme surajoutés à ceux de la sclérose descendante vulgaire doivent être considérés comme des phénomènes réguliers, quoique tardifs, de la dégénération latérale. Depuis ce jour, notre maître M. Charcot a observé bien souvent des cas de ce genre, et il nous en a signalé un certain nombre dans les salles d'hémiplégiques de la Salpêtrière.

Dans les livres classiques, dans les traités spéciaux relatifs aux maladies nerveuses (Hasse, Rosenthal, Hammond), il n'est pas question de l'atrophie musculaire des hémiplégiques. Le *Traité des maladies de la moelle épinière* de Leyden, dont la traduction française a paru tout récemment, ne renferme qu'un court passage relatif à ce sujet : « L'atrophie porte principalement sur la substance blanche et n'intéresse que légèrement la corne

antérieure... C'est surtout le faisceau latéral qui se rétré-
cit ainsi, et, en ce faisant, il tire généralement de son côté
la corne antérieure, qui se trouve ainsi déviée et forme
avec la postérieure un angle moins obtus... En général,
la substance grise ne prend pas part à la dégénération ;
la corne antérieure est simplement tirée en arrière; sa
texture n'est pas modifiée, *les cellules nerveuses en particulier ne présentent aucune atrophie...* »

Puis il cite l'observation de Charcot et reprend : « Nous-
même avons vu, à plusieurs reprises, la substance grise
atrophiée au voisinage des processus réticulaires, et tout
récemment nous avons rencontré la corne antérieure étalée, présentant une structure réticulée à grosses mailles
avec une notable atrophie des cellules nerveuses. Mais,
nous le répétons, il est de règle que la substance grise reste
intacte (1). »

Dans une autre circonstance, M. Leyden nous paraît
avoir encore observé la lésion des cellules nerveuses ; mais
l'histoire clinique de son malade et l'autopsie surtout sont
par trop résumées pour que nous nous permettions de rien
affirmer à cet égard. Cependant nous tenons à reproduire
ces quelques mots d'observation qui pourraient bien avoir
trait à notre sujet.

« Sur le cadavre d'un apoplectique dont les extrémités
inférieures paralysées m'avaient paru singulièrement atrophiées, je fis l'examen des muscles du mollet, qui étaient
pâles et un peu gras ; et je constatai qu'ils étaient le siége
d'une atrophié inégale accompagnée de myosite interstitielle.

---

(1) LEYDEN. — *Traité clinique des maladies de la moelle épinière*,
p. 581.

» En étudiant attentivement la moelle épinière, je remarquai dans la corne grise antérieure du renflement lombaire un foyer circonscrit de ramollissement ayant à son centre une cavité lacunaire, traversée par des fibrilles lâches, tandis que la périphérie était constituée par du tissu fibreux de cicatrice ; à côté de ce foyer, on voyait une petite artère profondément altérée. Le reste de la substance grise était intact. *Les cellules ganglionnaires, dans le foyer en question, étaient totalement détruites, les faisceaux de fibres des racines antérieures étaient atrophiés, toute la corne antérieure était amoindrie ;* les cordons blancs étaient sains (1). »

L'*apoplectique* de Leyden était probablement un de ces hémiplégiques chez lesquels la paraplégie finit après un certain laps de temps par l'emporter sur l'hémiplégie primitive. Dans les asiles comme la Salpêtrière, où la population se compose en partie d'hémiplégiques, on peut voir bien des cas de cette paraplégie avec atrophie des masses musculaires, qui condamne les malades à garder le lit jusqu'à la fin de leurs jours. Souvent même, les membres inférieurs se fléchissent à l'extrême, et l'attitude définitive qu'ils conservent est comparable à celle qu'on a décrite dans les paraplégies par compression. Un peu plus loin nous reviendrons sur cette attitude de certains hémiplégiques : en tout cas nous ne mettons pas en doute qu'il s'agisse là d'une altération de la corne antérieure du côté paralysé avec retentissement ou même propagation de la lésion du côté malade au côté sain à travers la commissure.

---

(1) LEYDEN. — *Breitæge zur pathol. Anat. der atroph. Lœhmung, in Westphal's Archiv für Psychiatrie*, Berlin, 1875, p. 293.

Ce passage des phénomènes paralytiques d'un côté à l'autre dans l'hémiplégie n'a rien qui doive surprendre, et il est certain que l'anatomie pathologique nous en donnera un jour ou l'autre la démonstration. Les *mouvements associés,* que les auteurs ont signalés depuis longtemps, sont un des symptômes les plus communs de cette répercussion des accidents paralytiques sur le côté sain. Notre ami M. Déjerine, chef de clinique à la Faculté, a fait remarquer également la propagation des symptômes réflexes de la jambe paralysée à la jambe valide (trépidation spinale, signe du tendon, etc.) (1).

Quoi qu'il en soit, le ramollissement de la moelle épinière est un fait d'anatomie pathologique pour ainsi dire exceptionnnel, et nous croyons bien plutôt que l'apoplectique dont le professeur de Berlin rapporte l'observation était un hémiplégique chez lequel la lésion de la corne antérieure du côté malade s'était étendue au côté opposé. Les lacunes qui occupaient la substance grise étaient aussi, selon toute probabilité, de la même nature que celle que nous signalons dans l'observation de la femme Jaulin (obs. XI). Sur toute l'étendue de la moelle épinière de cette hémiplégique, on constatait des ramollissements tout à fait semblables. Le seul doute que nous pourrions émettre à l'égard de la nature hémiplégique de l'altération médullaire observée chez le malade de Leyden serait relatif à l'absence de toute lésion dans les cordons de substance blanche.

Il est vraiment curieux que cette lésion, assurément très-fréquente, soit restée si longtemps méconnue. Cela tient sans doute à ce que les symptômes correspondants

---

(1) Compt.-rend. de l'Acad. des Sciences, 1878.

étaient presque ignorés ou tout au moins fort mal
interprétés. On mettait sur le compte de la *maigreur*, de
l'*émaciation* résultant de l'impotence fonctionnelle, ce qui
n'était en réalité qu'une atrophie musculaire des mieux
caractérisées ; et, bien entendu, l'idée n'était venue à personne de rechercher dans les cornes antérieures de la
moelle la raison anatomo-pathologique de cette pré-
tendue maigreur. Il fallut le hasard d'une observation plus
démonstrative que toutes les précédentes pour donner
l'éveil sur la fréquence possible des cas du même genre.
De la connaissance de l'altération il était facile de conclure
à la constance obligée, fatale du symptôme ; car, dans la
pathologie médullaire, la symptomatologie des altérations
des cellules motrices est assurément la mieux établie de
toutes les lésions de systèmes.

Nous terminerons cet historique en disant que, si la
complication atrophique dont il s'agit a été passée sous
silence par l'immense majorité des auteurs qui ont traité
de l'hémiplégie, il faut reconnaître cependant que plusieurs
l'ont entrevue assez clairement pour en donner une description fidèle. Ceux-là ont eu dans la circonstance un
mérite d'autant plus réel que l'idée de contracture permanente s'associe difficilement en apparence avec l'idée d'a-
trophie musculaire. Todd est un des premiers qui aient
scrupuleusement observé et décrit les faits de cette nature,
à une époque où d'ailleurs on s'en préoccupait encore fort
peu. Dans ses leçons cliniques sur les paralysies, il signale
une forme de contracture hémiplégique qui correspond
absolument à la variété pathologique qui fait l'objet de
notre étude. M. Cornil résume ainsi la description du
professeur anglais : « Les muscles, relâchés d'abord, deviennent graduellement contracturés et rigides. Les fléchis-

seurs sont atteints à un plus haut degré que les extenseurs, de telle sorte que les doigts sont fléchis dans la paume de la main, la main fléchie sur l'avant-bras et l'avant-bras sur le bras. *Dans cet état, les muscles sont altérés, atrophiés bien que tendus comme des cordes. C'est indubitablement une forme d'atrophie musculaire dont la rigidité est le trait distinctif* (1). » Cette affirmation, on ne peut plus formelle, de l'atrophie musculaire de cause hémiplégique combinée avec la contracture est d'autant plus intéressante que Todd l'oppose immédiatement à une autre variété, caractérisée par la *contracture permanente sans altération trophique consécutive:* « *Les muscles ne souffrent pas dans leur nutrition* : la paralysie est rarement complète ; *ils sont constamment rigides et contracturés,* ou le deviennent au plus faible mouvement qu'on leur imprime. Ils sont fréquemment plus excitables par le galvanisme que les muscles correspondants du côté sain. »

Il est impossible d'établir plus clairement la différence qui existe entre l'hémiplégie avec contracture permanente pure et simple et l'hémiplégie avec contracture compliquée d'atrophie musculaire. Pour être absolument complet, il ne manque au tableau du célèbre clinicien anglais que d'avoir représenté cette dernière forme comme une complication de la première. Mais c'est là un point sur lequel nous aurons à revenir par la suite.

II. — Nous allons étudier rapidement les altérations de la corne antérieure qui donnent lieu à l'atrophie musculaire, renvoyant pour les détails aux observ. VIII, IX, X, XI, XII.

---

(1) CORNIL. — *Note sur les lésions des nerfs et des muscles liées à la contracture tardive et permanente des membres dans les hémiplégies.* (*Société de Biologie*), 1863, p. 107 des *Comptes-rendus et Mémoires.*

D'une manière générale, la corne antérieure du côté hémiplégié a subi une diminution très notable et facile à constater à l'œil nu. Les belles cellules motrices qui remplissent ordinairement au nombre de 18 ou 20 l'angle interne et l'angle externe de cette corne, sont plus ou moins réduites en nombre, et quelquefois même, ainsi que dans la sclérose latérale amyotrophique, on peut observer des régions qui n'en renferment plus du tout. Encore celles qui subsistent sont-elles plus ou moins malades, ratatinées, jaunes, granuleuses, dépourvues de noyaux et de prolongements.

Quel est le groupe de cellules le plus fréquemment affecté? Le nombre d'observations que nous possédons n'est pas encore suffisant pour résoudre cette question, d'autant plus qu'il doit exister à cet égard des différences suivant les cas. Toutefois il nous paraît ressortir des observations auxquelles nous renvoyons le lecteur que *c'est le groupe antérieur qui est le plus communément détruit.*

La substance gélatineuse qui enveloppe les cellules antérieures de la moelle éprouve elle-même une sorte de désintégration qui lui fait perdre toute son affinité pour le carmin; elle est granuleuse, mollasse, sans résistance, et il en résulte que la substance grise de la corne antérieure atrophiée est souvent le siège de pertes de substance plus ou moins étendues.

Enfin, nous tenons à mentionner à titre de lésion assez remarquable par sa grande fréquence, quoique moins commune dans les simples dégénérations secondaires que dans celles qui se compliquent d'atrophie, la disparition de ce petit groupe de cellules auquel on a donné le nom de *tractus intermédio-latéral.* C'est vers cette petite agglomération de cellules d'apparence un peu spéciale, dites cellules sympathiques, situées à la partie postéro-externe de la corne antérieure, que se dirigent les fibres du cordon latéral destinées à la substance grise. Il n'y a donc rien d'étonnant dans le fait que les dégénérations secondaires, parvenues jusqu'au voisinage de la substance grise au point d'y susciter une altération si profonde, entraînent du même coup la disparition de cette sorte de petit noyau, auquel on a attribué des fonctions vaso-motrices et qui semble tenir sous sa dépendance la circulation du faisceau pyramidal.

Quant à ce qui est de la distribution des foyers d'atrophie cellulaire dans les cornes grises, nous n'aurions à répéter identiquement que ce qui a trait à la répartition de la sclérose latérale, dans toute la hauteur de la moelle épinière; à savoir que le maximum d'intensité de cette altération correspond à la région cervicale, qu'elle diminue insensiblement dans la région dorsale, et disparaît presque totalement dans la région lombaire.

DEUXIÈME PARTIE

**Etude de quelques points cliniques relatifs
à la contracture hémiplégique.**

CHAPITRE PREMIER

Différentes formes cliniques de l'hémiplégie permanente de cause cérébrale.

Il est certain que l'hémiplégie peut être décrite et étudiée comme un symptôme, mais il n'est pas moins certain que l'hémiplégie de cause cérébrale constitue une véritable maladie secondaire, ayant sa raison anatomo-pathologique dans la moelle épinière et non pas dans le cerveau, et présentant des formes très-variées, ainsi qu'une évolution tout à fait indépendante de l'altération intra-encéphalique qui lui a donné naissance. Aussi peut-on voir dans les grands asiles comme Bicêtre et la Salpêtrière des types d'hémiplégiques si complètement différents les uns des autres, qu'il serait difficile de réunir tant de cas dissemblables dans une même catégorie de malades.

Cependant s'il est un symptôme qui, au premier abord, frappe par la constance de tous ses caractères, c'est à coup sûr la contracture dans l'hémiplégie permanente. Il semblerait même que la contracture fût une conséquence obligée de l'hémiplégie durable, et, dans le mémoire auquel nous avons fait tant de précieux emprunts, M. Bouchard n'a pas manqué d'assigner à la contracture hémiplégique permanente la signification d'un symptôme presque pathognomonique d'une lésion destructive et incurable de l'hémisphère cérébral. Pourtant il est des hémiplégies durables qui ne s'accompagnent pas forcément de contracture, et Todd, ainsi que nous l'avons déjà fait remarquer, a divisé les hémiplégies en deux grandes classes selon qu'elles sont ou non compliquées de contracture. Mais la série des cas d'hémiplégies non compliquées de contractures est considérablement moins nombreuse que l'autre série, puisque sur 32 cas réunis par M. Bouchard la contracture n'a manqué qu'une fois.

Duchenne (de Boulogne) (1) a proposé une classification analogue et il en a tiré des applications thérapeutiques du plus haut intérêt. C'est qu'en effet le traitement de l'hémiplégie cérébrale n'est possible, on pourrait dire n'est autorisé ou légitimé, qu'à la condition formelle que cette hémiplégie n'est pas compliquée de contracture. Nous n'avons pas la prétention de rien changer à une division sémiologique basée sur un caractère aussi précieux, et nous étudierons l'hémiplégie durable en suivant l'ordre prescrit par Todd, Bouchard et Duchenne (de Boulogne). Aussi bien n'avons-nous à envisager, conformément à notre programme, que l'hémiplégie avec contracture. Cependant nous croyons devoir insister un peu plus loin sur certains cas où la contracture n'est qu'imminente, en quelque sorte latente, malgré une certaine liberté de mouvements dont les malades peuvent jouir encore et qui doivent néanmoins tenir une place importante dans un chapitre consacré à la contracture hémiplégique.

---

(1) *Électrisation localisée*, 3ᵉ édition, p. 731. .

CHAPITRE II

Hémiplégie avec contracture.

Les hémiplégiques sont pris de contracture au bout d'une période de temps qui varie entre un mois et trois mois après l'attaque. La plupart du temps, cette contracture s'annonce par une raideur insolite dont ils se rendent parfaitement compte et qui semble affecter tout d'abord les muscles fléchisseurs de la main et du bras. Peu à peu ce symptôme s'accuse, les doigts se fléchissent dans la main; l'avant-bras se fléchit sur le bras et en quelques mois la position acquise est irrémédiable, à moins de circonstances particulières sur lesquelles nous reviendrons dans la suite.

En même temps que s'accomplissent ces modifications de la musculation qui donnent au côté malade une attitude définitive, on constate une exagération de plus en plus prononcée de certains phénomènes réflexes témoignant d'une irritabilité plus grande de la moelle épinière. Parmi ces réflexes il en est deux auxquels on peut s'adresser tout d'abord comme à des symptômes-témoins de l'état d'impressionnabilité des centres excito-moteurs, et qui sont la trépidation spinale ou *épilepsie spinale*, et l'augmentation d'intensité des réflexes tendineux : nous parlerons longuement de ce dernier phénomène.

Une fois établie, la contracture ne varie plus guère ; parfois elle s'amoindrit au bout de quelques mois ; plus souvent elle s'exagère. Les seules différences que présente, dès lors, l'état de contracture sont relatives : 1° à l'attitude des membres qui sont immobilisés tantôt dans la flexion tantôt dans l'extension ; 2° à l'intensité de la contracture dont les degrés varient à l'infini.

Nous venons de dire que les auteurs avaient divisé en deux grandes catégories les hémiplégies incurables ; que dans l'une de ces catégories il convenait de ranger tous les cas où la contracture faisait défaut ; et que dans l'autre, la plus nombreuse, devaient être réunies les formes très-diverses de la contracture unilatérale. Mais cette classification dichotomique nous paraît arbitraire, attendu qu'il existe entre les cas de contracture forcée et les cas où la contracture est infiniment légère des différences si prononcées et des transitions si insensibles que le nombre des catégories devrait être proportionnel à celui des variétés cliniques.

Enfin il est encore une autre raison qui nous détermine à rejeter la division des auteurs : c'est que nous ne croyons pas qu'il existe d'hémiplégies *flaccides permanentes*. M. Bouchard n'a constaté qu'une seule fois, sur trente-deux cas, l'hémiplégie sans contracture. A notre tour nous avons cherché à établir la proportion relative des deux formes, et sur un nombre de soixante hémiplégiques prises au hasard dans les différents services de la Salpêtrière, nous n'avons pas observé une seule malade affectée d'hémiplégie incurable, qui ne présentât pas, sinon l'ensemble, au moins certains des signes les plus caractérisés de l'état de contracture. Parmi ces signes, les plus précieux sont précisément ceux que nous venons de signaler : l'exagération des réflexes tendineux et la trépidation spinale. Ainsi la classification de Todd, Bouchard, Duchenne (de Boulogne) ne mériterait plus de subsister, s'il était définitivement démontré que l'hémiplégie incurable est toujours caractérisée par une disposition spasmodique permanente, tantôt manifeste et en quelque sorte palpable, tantôt latente ou effacée, mais invariablement présente. Jusqu'à preuve du contraire il nous semble donc permis de substituer à la catégorie des hémiplégies flaccides de l'anciennne classification celle des hémiplégies avec *contracture latente*. C'est cette forme qu'il nous faut étudier plus complètement puisqu'elle n'a pas été décrite.

CHAPITRE III

Hémiplégies avec contracture latente.

Chez beaucoup d'hémiplégiques qui ont présenté à la
période voulue tous les attributs de la contracture secondaire, on peut voir au bout de quelques mois la raideur
des membres diminuer progressivement, et finalement,
disparaître. Ou bien, chez des apoplectiques dont les
membres n'ont pas été affectés de la rigidité caractéristique de la sclérose descendante, on a lieu de constater
fréquemment une exagération pure et simple des réflexes
de toute nature, et particulièrement des réflexes d'origine
musculaire. Cette exagération, bien entendu, ne s'accuse
que du côté originairement paralysé ; mais, comme ils ne
troublent que fort peu et quelquefois même pas du tout
les mouvements des muscles, il peut sembler au premier
abord que les hémiplégiques de cette catégorie sont totalement ou en grande partie guéris. Nous venons de dire
qu'il n'en est rien : les malades demeurent en effet sous
le coup de la paralysie dont ils ont été frappés ; seulement
les symptômes paralytiques se sont très notablement
amendés et au fond leur état reste le même. Ce sont en
quelque sorte des paralytiques sans paralysie; en d'autres
termes, ils ont tous les attributs de l'hémiplégie incurable,

moins l'impotence fonctionnelle. Cette proposition qui, à première vue, pourrait paraître paradoxale, est fondée néanmoins sur des faits indiscutables. L'impotence fonctionnelle n'est pas, en effet, le seul symptôme de la dégénération secondaire qui entretient l'hémiplégie; il s'y ajoute beaucoup d'autres signes, parmi lesquels tous ceux qui sont relatifs à l'hyperexcitabilité de la moelle et qui figurent au grand complet dans la contracture latente.

Au nombre des malades de ce genre que nous avons eu l'occasion de voir à la Salpêtrière, nous signalerons comme particulièrement intéressantes les femmes dont nous avons rapporté l'histoire dans les Observations XIX, XV et XX. La malade de l'Observation XIV, par exemple, a été hémiplégique du côté droit et elle est encore aphasique; mais elle marche très-librement. Elle fait mouvoir son membre supérieur dans tous les sens et lui donne toutes les positions imaginables : il lui est cependant impossible de travailler ou de rien faire avec suite, pour la bonne raison qu'aussitôt qu'elle applique son attention à un but quelconque, ce membre se raidit, les doigts se fléchissent dans la main et la contracture renaît pour un instant avec tous les caractères qu'elle a dû présenter autrefois. En outre, dans l'état ordinaire, on constate chez cette femme l'exagération de tous les réflexes ; et, chose assez curieuse, la prépondérance des fléchisseurs est chez elle si prononcée que la moindre excitation cutanée d'une région quelconque du bras détermine instantanément une flexion des doigts dans la paume de la main. Ajoutons encore que la main atteinte de cette *contracture latente* présente parfois une attitude un peu forcée qui ressemble beaucoup à ce qu'on observe si souvent dans l'athétose (*Fig. 10*): les doigts sont écartés les uns des autres, parfois bizarrement re-

troussés, et nous serions tenté de donner à ce symptôme
la qualification de *fausse athétose*, en raison des analo-

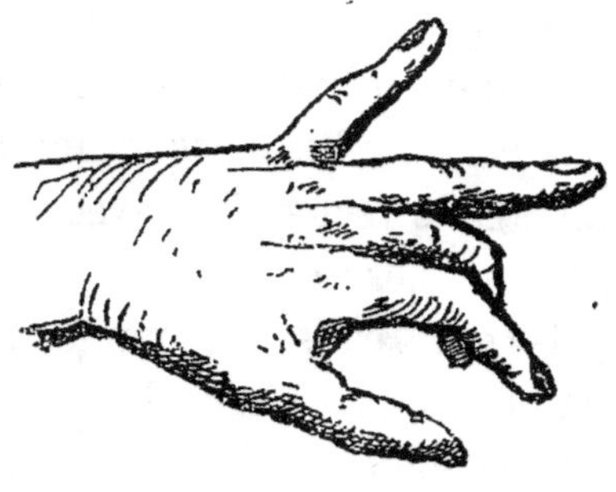

Fig. 10.

gies qui existent entre les attitudes propres à ces deux
affections, hormis la constante mobilité des doigts qu'on
observe dans l'une d'elles.

Une autre malade (Observ. XX.) est atteinte d'une
hémiplégie gauche latente ; chez elle la contracture n'a
lieu qu'aux époques menstruelles ; mais la main gauche
présente la même attitude que la main droite de la malade
précédente.

Parmi les soixante hémiplégiques que nous avons examinées à la Salpêtrière, il en est une qui, au même point de
vue, mérite une mention spéciale. Chez cette femme toutes
les apparences plaident en faveur d'une hémiplégie flaccide.
Les deux membres du côté gauche qui sont paralysés
n'offrent pas trace de raccourcissement ni de rétraction. La
main pend le long du corps et retombe lourdement après
qu'on l'a soulevée. La jambe traîne pendant la marche,
et la malade use ainsi le bord interne de son soulier.
Lorsque cette femme veut rester assise sur une chaise et
même sur un fauteuil, elle est obligée de s'accoter à son
lit pour ne pas tomber à terre, tant est complète l'impo-

tence de son côté paralysé. Dans cette position elle est appuyée sur son épaule paralysée ; la main du même côté est ramenée sur ses genoux, et de la main droite restée libre elle peut feuilleter un livre. Mais quelquefois la main gauche glisse et le bras oscille, flasque, inerte, jusqu'à ce que la malade ait été le rechercher avec sa main droite pour le replacer sur ses genoux. Il est impossible de voir une paralysie qui réalise à un plus haut degré les apparences de la flaccidité. L'atrophie musculaire progressive peut donner seule l'idée d'une inertie aussi parfaite. Et cependant l'hémiplégie dont il est ici question est au fond, de la même nature que l'hémiplégie avec contracture vraie.

D'abord si l'on percute les tendons rotuliens, il est facile de constater que le réflexe du côté gauche est beaucoup plus intense que celui du côté droit ; que la répétition des chocs sur le tendon du côté paralysé produit au bout de peu de temps une raideur caractéristique de la jambe ; et qu'enfin de ce même côté on provoque aisément la trépidation spinale, tandis que à droite ce signe manque. Il suffit donc d'une excitation relativement faible pour faire naître les caractères de la contracture dans un membre ordinairement flasque. Mais la contracture qu'on produit dans le triceps crural par la percussion du tendon rotulien peut être produite aussi dans les muscles fléchisseurs des doigts par un moyen encore bien moins énergique. Il suffit d'exciter la face antérieure de l'avant-bras par les vibrations d'un diapason de 50 à la seconde. C'est la réalisation de l'expérience connue du *tétano-moteur*, sous une forme où les excitations mécaniques sont d'une délicatesse extrême. En promenant l'extrémité vibrante d'une des branches du diapason sur le tendon du grand

palmaire, ou plus en dedans, sur les tendons des fléchisseurs des doigts, on voit immédiatement se produire un
mouvement de flexion spasmodique de la main sur l'avant-
bras ou des doigts sur la paume de la main, et l'attitude
née de ce mouvement persiste, comme une contracture,
pendant quelques secondes. Du côté droit il est impossible
de provoquer rien de semblable.

Enfin, chez la nommée Raimb... de l'observation XV,
l'hémiplégie gauche paraît complétement guérie, mais les
réflexes sont beaucoup plus prononcés du côté primitivement malade que du côté sain. Le réflexe rotulien est très
manifeste du côté gauche, tandis que du côté droit il fait
complétement défaut. Les mouvements volontaires des
membres sont aussi libres d'un côté que de l'autre ; on ne
constate à cet égard qu'une légère faiblesse de la main
gauche à la pression.

Mais ce qu'il y a de tout à fait intéressant, et l'on pourrait dire d'inattendu, chez cette malade, c'est une contracture clonique de la face survenant à l'occasion du moindre
jeu de physionomie. Lorsque cette femme est immobile,
lorsqu'elle ne parle pas, lorsqu'elle semble indifférente,
c'est à peine si l'on remarque une légère asymétrie
du visage ; mais aussitôt qu'elle veut dire le moindre mot,
tout le côté gauche de son visage se contracte ; la commissure labiale s'élève, la narine se dilate, l'orbiculaire des
paupières se convulse en donnant lieu à un clignement
rapide, en d'autres termes c'est un tic hémiplégique du
visage survenant seulement à l'occasion des mouvements
volontaires. Les mouvements du front eux-mêmes participent à cette sorte d'hémichorée faciale.

On le voit, les hémiplégiques auxquelles nous faisons
actuellement allusion sont, pour ainsi dire, dans un

état d'*opportunité de contracture*, en ce sens que, si elles n'ont pas de contracture *permanente*, la contracture peut être réveillée à la moindre occasion de la même façon que chez les hystériques, comme une véritable action réflexe, surtout sous l'influence d'une excitation mécanique agissant sur les muscles. Or, nous verrons par la suite que c'est à l'exagération de l'excitabilité réflexe des centres moteurs que doivent être attribués les symptômes décrits sous les noms d'épilepsie spinale et de signe du tendon; que l'excitant naturel de ce centre de réflexion consiste dans une sensibilité musculaire spéciale; et qu'enfin jusqu'à ce jour, les excitations mécaniques seules paraissent capables d'impressionner le centre réflexe dont il s'agit.

Donc, si l'exagération des réflexes tendineux est un caractère constant de l'état spasmodique, et si même les causes qui déterminent ces réflexes peuvent, à un moment donné, faire naître la contracture elle-même, n'est-il pas logique de considérer la contracture proprement dite et l'exagération des réflexes tendineux comme des phénomènes de la même espèce, indissolublement liés par leur nature, identiques par leur signification ? Cette manière de voir nous paraît justifier le développement que nous voulons consacrer un peu plus loin à l'étude des réflexes tendineux.

Mais d'autre part tous les centres de réflexion spinaux sont mis en relation par le faisceau pyramidal avec les centres encéphaliques; et par cette voie parviennent aux différents étages de la moelle épinière les incitations motrices volontaires. C'est dans cette direction qu'il nous faudra chercher la cause des contractures produites par les mouvements voulus, par les efforts, probablement aussi par les émotions, par l'attention pure et simple. A cette dernière catégorie de faits appartiennent, sans contredit, les con tractures que M. Dally a décrites sous le nom de *contractures par appréhension*. Tout récemment encore, M. Charcot nous signalait le cas d'un de ses malades chez lequel la moindre émotion provoquait un tremblement de tout le côté paralysé; et lorsque ce tremblement durait quelque temps, il se propageait même du côté sain.

Ce dernier exemple de tremblement transmis d'un côté à l'autre chez un malade en état d'opportunité de contracture nous conduit tout naturellement à dire quelques mots d'un symptôme des plus communs, aussi bien dans la contracture latente que dans la contracture franche des hémiplégiques : nous voulons parler des *mouvements associés*.

CHAPITRE IV

Mouvements associés.

Il y a longtemps que les mouvements associés ont été décrits comme un symptôme très fréquent dans l'hémiplégie durable; ils paraissent même jouer un rôle si important dans l'histoire de l'hémiplégie avec contracture, que le professeur Hitzig a cru pouvoir imputer à des mouvements associés se produisant d'une manière incessante tous les phénomènes spasmodiques propres à la contracture. Il y a dans cette interprétation de la contracture en général une exagération manifeste; et cependant, à n'en juger que par certains symptômes dont nous allons parler, cette idée peut paraître défendable.

Voici d'ailleurs un exemple concret qui fera bien voir l'importance du symptôme. La nommée Joug... (Voy. obs. XIV) est atteinte d'une hémiplégie droite légère sans contracture apparente; elle marche, elle se sert de son bras droit presque aussi bien que de son bras gauche, mais plus lentement, plus maladroitement. Les réflexes sont très exagérés du côté paralysé. Somme toute c'est un type accompli de contracture *en imminence*. Lorsqu'on dit à cette malade de fermer énergiquement la main gauche, le mouvement de flexion des doigts de cette main est toujours accompagné d'une légère flexion des doigts de la main droite ; et si on fait ouvrir ou fermer rapidement la main gauche, consécutivement un certain nombre de fois, la main droite se ferme alors tout à fait et conserve pendant tout le temps que durent ces mouvements alternatifs de l'autre main, l'attitude d'une véritable contracture.

Ce fait est important à considérer en ce sens qu'il nous permet d'assister au réveil d'une contracture latente, sous l'influence de l'activité exagérée du côté sain. Si au lieu d'un cas de contracture latente, on envisage celui d'une contracture excessivement légère mais permanente, on se rendra compte aisément que cette contracture pourra devenir beaucoup plus intense à l'occasion d'un médiocre déploiement de force du côté non paralysé.

Enfin, si la contracture permanente la plus énergique a été envisagée comme une résultante de mouvements associés, le point de départ de ces mouvements associés doit résider dans l'ensemble des mouvements incessants, parfois imperceptibles, exécutés volontairement ou involontairement par le côté sain.

Voilà pour ce qui a trait aux mouvements associés du côté paralysé.

Mais il est encore une autre forme de mouvements associés, moins bien décrite que la précédente, et qui cependant mérite de fixer l'attention.

Une épileptique de la Salpêtrière nous en a offert un exemple remarquable. Cette femme est atteinte d'une hémiplégie gauche avec contracture légère par atrophie cérébrale. Quand on l'invite à fermer la main droite énergiquement et plusieurs fois de suite, on voit s'exagérer la contracture du côté gauche. Sous ce rapport il y a donc identité entre cette malade et la précédente. Mais lorsque on lui dit de fermer une seule fois la main paralysée, qui malgré sa contracture jouit encore de certains mouvements, la flexion des doigts de la main gauche est toujours précédée d'une flexion prononcée des doigts de la main droite ; c'est-à-dire que pour exécuter un mouvement du côté malade, il faut que ce mouvement ait été préalablement exécuté ou esquissé par les parties correspondantes du côté sain.

Les faits de cette nature peuvent se présenter d'ailleurs sous une autre forme. Ainsi, comme nous l'avons déjà dit, notre collègue M. Déjerine a le premier signalé la répercussion de certains phénomènes spasmodiques du côté paralysé sur le côté non paralysé, et en particulier la trépidation spinale. Lorsqu'on provoque par le procédé ordinaire la trépidation spinale chez un hémiplégique il n'est pas très rare de voir les mouvements épileptiformes de la jambe paralysée se transmettre à la jambe saine. Nous-même avons rès souvent constaté que la percussion du tendon rotulien chez les hémiplégiques, produisait, en même temps que le réflexe cherché, un léger soubresaut de la jambe du côté opposé.

Enfin nous verrons un peu plus loin, lorsque nous ferons une analyse graphique de ces mouvements réflexes, que jamais le côté sain des hémiplégiques ne présente les caractères physiologiques de l'état normal.

Tous ces signes ont assurément la même signification ; ils doivent être rangés dans la catégorie des mouvements associés, et la conclusion générale qu'il est permis d'en tirer, est que chez bon nombre d'hémiplégiques, sinon chez la totalité, le côté sain est affecté, par association, d'une façon analogue au côté paralysé, au moins sous le rapport des manifestations spasmodiques dont la contracture réalise l'expression la plus haute.

Il n'y a pas en effet jusqu'à la contracture elle-même qui ne puisse se propager au côté sain et s'y établir en permanence. Les cas de ce genre ont été signalés quelquefois, mais non pas toutefois avec les détails que nous

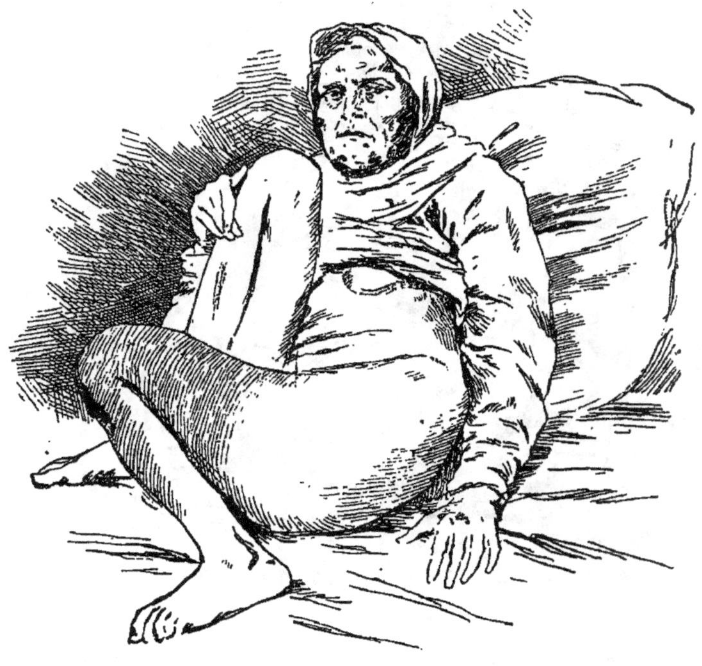

Fig. 11.

croyons qu'ils méritent. Il en existe cependant un bel exemple dans la thèse de M. Poumeau.

L'observation de M. Poumeau, rapportée par M. Hallopeau (1), est très intéressante en ce sens que la paralysie s'était transportée du côté sain, avec tous les caractères qu'elle présentait du côté malade. M. Hallopeau attribue

____

(1) *Arch. gén. de méd.*, 1871, p. 449.

cette propagation de l'hémiplégie à une *diffusion* de la myélite secondaire. Nous croyons qu'il ne s'agit pas là d'une *myélite diffuse* mais d'une myélite systématique au premier chef puisque la lésion est toujours symétrique et *associée*.

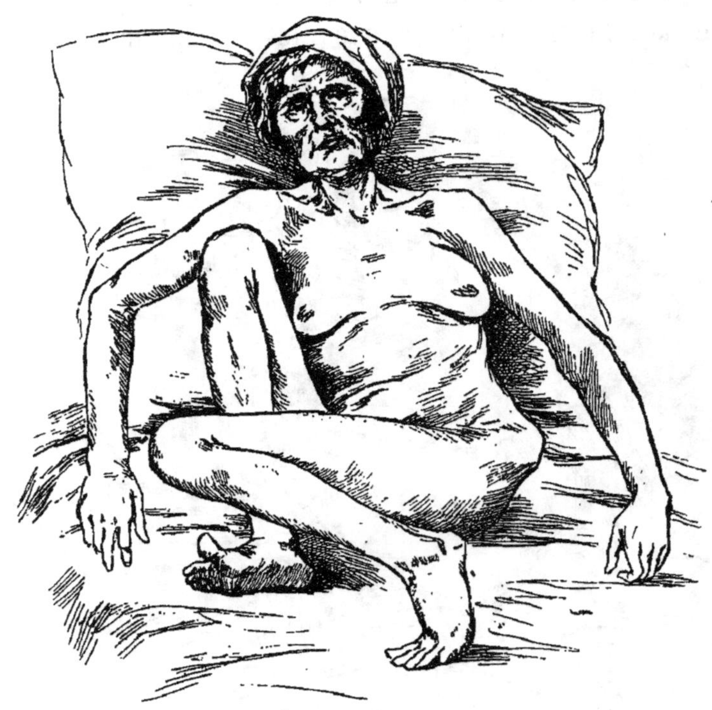

Fig. 12. — *Hémiplégie droite avec contracture en flexion des deux membres inférieurs* (Obs. XIII.)

Il y a dans les salles de la Salpêtrière un grand nombre de femmes hémiplégiques devenues, ainsi paraplégiques au bout d'un certain nombre d'années (*Fig. 11* et *12*.). La paraplégie en pareil cas, est compliquée de contracture, et la rétraction des deux jambes est poussée à un tel point que les genoux peuvent toucher le menton et que l'extension de deux membres inférieurs est devenue tout

à fait impossible. L'observation de la nommée Cab...
(Observ. XIII) est un exemple de cette transformation
paraplégique de l'hémiplégie, et elle mérite d'autant plus
de fixer l'attention que la paraplégie en question s'est produite dans l'espace de quelques mois, c'est-à-dire, selon
toute vraisemblance, sous l'influence d'un processus relativement rapide de sclérose médullaire.

Les cas de cette nature, nous le répétons, ne sont pas
rares. Notre collègue, M. Talamon, a bien voulu nous
communiquer une observation qu'il a recueillie dans le
service de M. Lécorché à la Maison de Santé et qui s'est
présentée dans des conditions identiques à celles qui précèdent. L'anatomie pathologique nous donnera aisément
un jour l'explication des paraplégies de cette sorte.

Après avoir poursuivi dans son évolution naturelle la
contracture hémiplégique jusqu'à son passage au côté
resté sain, il ne nous reste plus qu'à signaler un autre
mode de transformation de la contracture, non moins remarquable et peut-être plus inattendu encore.

CHAPITRE V

Retour de l'hémiplégie avec contracture à l'état d'hémiplégie flaccide.

Cette transformation, sur laquelle M. Charcot a souvent appelé notre attention, se fait généralement d'une manière assez rapide ; et, pour le dire immédiatement, il ressort des cas que nous avons observés, que la flaccidité coïncide toujours avec un certain degré d'atrophie musculaire. Dans la première partie de ce travail, nous avons signalé aussi exactement que possible, les lésions des cornes antérieures qui déterminent cette atrophie avec flaccidité. Il ne nous reste donc plus qu'à résumer la symptomatologie, d'ailleurs assez courte, de l'atrophie musculaire des hémiplégiques.

Cette atrophie se manifeste d'abord dans la région de l'épaule, à la région thénar, etc... S'agit-il là d'une prédisposition particulière de ces muscles, favorisée par une localisation médullaire, ou bien n'est-ce qu'une apparence ? Le squelette de la région de l'épaule et celui du premier espace intermétacarpien ne sont-ils pas disposés de manière à rendre plus appréciable la diminution des masses musculaires ? La question sera tranchée par la comparaison histologique de l'état des différents muscles.

A quelle époque de l'hémiplégie peut survenir l'atrophie musculaire ? C'est là encore un problème de statistique, et qui, par conséquent, ne sera également résolu qu'à l'aide d'un nombre d'observations plus considérable que celui dont nous disposons. Cependant il semble au premier abord que la complication *atrophie musculaire* puisse se produire à des époques très variables ; cela d'ailleurs est assez difficile à apprécier sur un membre impuissant qu'on n'examine qu'à de rares intervalles. Il faut dire aussi que le malade, ayant perdu l'usage de son bras, ne s'aperçoit pas de ce qui le frapperait en toute autre circonstance, à savoir l'affaiblissement des masses musculaires en voie d'atrophie. Tout au plus signale-t-il au médecin l'amaigrissement du côté paralysé, attribuant cet amaigrissement à l'immobilité de son membre.

Mais il y a des signes plus précis auxquels on peut reconnaître que les muscles paralysés dégénèrent : ces signes sont : la disparition ou la diminution de la contracture et la suppression ou l'affaiblissement des réflexes, particulièrement des réflexes tendineux.

Les malades eux-mêmes donnent quelquefois à cet égard des renseignements assez précis. Après une période de contracture qui peut durer des années, les membres se déraidissent, et souvent même au point de devenir flaccides (Voy. observ. VI). La malade Aubry dont nous rapportons plus loin l'observation avait été contracturée pendant trois ans. Au bout de ce temps, elle a recouvré l'usage de sa main pour les occupations qui n'exigent que de petits mouvements des doigts, pour faire de la charpie par exemple. Mais ce n'est pas une guérison ; loin de là. Le membre s'est atrophié notablement, et il ne tardera pas à devenir tout à fait impuissant. Si la malade peut exécuter ces quelques légers mouvements, cela tient à ce que la raideur a disparu, et que, d'autre part, les cellules motrices de la corne antérieure n'ont pas toutes subi la dégénération granuleuse.

Chez une autre malade (voy. Observ. XVII), l'atrophie musculaire est survenue au bout de 18 mois. Enfin, dans l'Observ. XXI, on peut voir que nous avons assisté aux débuts de l'atrophie, qui s'est déclarée quatre mois seulement après l'attaque. Il y a huit mois aujourd'hui que cette femme est hémiplégique. Pendant ces quatre derniers mois la contracture a diminué considérablement, à telle enseigne qu'on peut se croire en présence d'une hémiplégie flaccide ; et les réflexes du côté paralysé ont disparu progressivement, et assez vite pour qu'on puisse prévoir l'époque très prochaine où ils feront tout à fait défaut.

Enfin, dans les Observations XVII, XVIII, XXI, nous signalons encore comme un symptôme constant les douleurs qui précèdent l'atrophie ou qui surviennent en même temps qu'elle. Ce sont des tiraillements, des élancements parfois excessivement pénibles qui se localisent assez nettement dans les régions musculaires atrophiées.

Les conclusions qu'on peut tirer de ces faits au point de vue clinique sont assurément de nature à aggraver le pronostic : en d'autres termes, l'atrophie musculaire des hémiplégiques est une complication. En effet, bien que les membres paralysés soient devenus ordinairement en grande partie inutiles du fait de la contracture, ils peuvent cependant rendre encore quelques services, surtout le membre inférieur ; au contraire, le membre qui redevient flaccide est un membre tout à fait perdu, et tous les malades chez lesquels cette complication survient sont défi-

nitivement condamnés à garder le lit jusqu'à la fin de
leurs jours : témoins les trois vieillards dont nous avons
résumé l'histoire dans les Observations XXVII, XVIII et
XXI. Sous le rapport clinique, il n'est pas non plus sans
intérêt d'assister aux trois phases consécutives de l'hémiplégie vulgaire, qui sont caractérisées alternativement, la
première par la flaccidité, la deuxième par la contracture,
la troisième par un retour de la flaccidité primitive, avec
quelques vestiges de la période de contracture.

CHAPITRE VI

Signe du tendon.

I. — DES RÉFLEXES TENDINEUX EN GÉNÉRAL.

Voici un symptôme qui, depuis peu de temps, a beaucoup attiré l'attention des cliniciens et des physiologistes. On lui a donné des noms différents : *réflexes tendineux, signe du tendon*, etc. Mais ces appellations n'ont pas une grande importance, et, comme aucune d'elles ne nous semble préférable, nous les emploierons sans distinction. Il est indispensable que nous examinions d'abord avec quelques détails les caractères généraux de ce genre de symptômes, afin de pouvoir indiquer par la suite les circonstances dans lesquelles on en peut tirer quelques indications diagnostiques d'une certaine valeur. C'est qu'en effet dans un grand nombre d'affections de la moelle épinière, mais particulièrement dans l'hémiplégie, comme nous le ferons voir, les variations d'intensité de ce symptôme peuvent être à un moment donné d'un secours assez précieux sous le rapport du diagnostic et du pronostic.

Dans la position assise, lorsqu'une jambe est croisée sur l'autre et qu'elle est abandonnée à elle-même, bal-

lante, un choc sur le triceps fémoral et surtout sur le tendon rotulien provoque une élévation brusque de la jambe
qui est croisée sur l'autre. On obtient un tressautement
semblable de l'avant-bras en percutant le tendon du triceps brachial au-dessus de l'olécrâne, lorsque l'avant-
bras est à demi fléchi ; ou bien encore c'est une extension
instantanée du pied sur la jambe, si l'on percute le tendon
d'Achille.

D'une manière générale, on peut obtenir ce mouvement
musculaire en percutant tous les tendons superficiels,
mais à la condition expresse que le muscle qui doit se
contracter soit dans un état de légère tension. Or la position assise dont il vient d'être question est assurément la
plus favorable, puisque, d'une part, le tendon rotulien est
très superficiel, et que, d'autre part, la flexion de la jambe
détermine la tension passive du muscle triceps de la
cuisse.

Les Allemands, qui semblent avoir accumulé à plaisir
des mémoires de longue haleine sur ce petit fait connu de
tout temps, ont établi des statistiques énormes, en vue de
déterminer les degrés d'intensité que présente le « *phénomène du genou* » dans les différentes conditions de santé
et de maladie. Ainsi le professeur O. Berger s'est donné la
peine d'examiner 4900 sujets *bien portants* ; (il n'indique
pas le nombre des malades sur lesquels il a recherché ce
symptôme). Bref il résulte de ces investigations patientes
au-dessus de tout éloge, que le phénomène du genou est
très variable, même chez les hommes bien portants, mais
que de toute façon son absence est exceptionnelle : Berger
considère même que, si le réflexe du genou fait totalement
défaut, il y a beaucoup de chances pour que l'on ait
affaire à un sujet malade. Il ajoute encore ce fait assez

remarquable que jamais chez un individu sain on ne le voit unilatéral (1).

Westphal est le premier qui ait signalé les variations pathologiques du signe du tendon, et qui surtout en ait indiqué la véritable signification diagnostique. Erb (2), il est vrai, avant Westphal, avait bien fait mention du symptôme, mais pour en nier la valeur sémiologique ; cet auteur en a rappelé par la suite. C'est donc à Westphal, il faut le reconnaître, qu'appartient le mérite d'avoir recherché et établi la nature du symptôme dont nous allons dès à présent dire quelques mots.

Il s'agissait de déterminer si le phénomène du genou était un réflexe proprement dit, ou bien s'il ne consistait que dans une contraction musculaire locale résultant d'une excitation locale. Le professeur de Berlin avait en effet remarqué que ce phénomène, contrairement à la grande majorité des autres réflexes, ne se produit jamais que dans les cas d'excitation mécanique du tendon rotulien ; de telle sorte qu'il eût été parfaitement admissible de le considérer au premier abord, comme une réaction musculaire directe. Mais un élève de Westphal, M. Tschirjew, est arrivé à démontrer avec toute la clarté désirable, que le signe du tendon est un acte réflexe. Pour élucider la question en litige, il suffit de sectionner chez un animal, toutes les branches nerveuses motrices destinées au muscle triceps de la cuisse. D'ailleurs il n'avait échappé à personne que la percussion du tendon lui-même provoque une réaction plus énergique que la percussion de la masse musculaire. Or, il résulte de la section des racines nerveuses qui entrent dans la constitution du nerf crural,

---

(1) Voy. notre Observ. XV.
(2) *Arch. f. Psych.*, T. V, 1875.

que le signe du tendon, ordinairement très prononcé chez le lapin, ne peut plus se manifester si faiblement que ce soit. L'intégrité de l' « arc diastaltique réflexe » dont fait partie le nerf crural est donc une condition indispensable à la production du « phénomène du genou ».

M. Tschirjew a même poussé plus loin ses recherches : il a établi que ce réflexe a lieu chez le lapin entre les 6e et 5e vertèbres lombaires, c'est-à-dire au niveau du point d'émergence de la 6e paire. Après la section transversale de la moelle épinière à cette hauteur, le réflexe disparaît, comme après la section des racines antérieures, ou bien il disparaît d'un seul côté, si l'on ne sectionne que la racine postérieure de la 6e paire lombaire correspondante.

Restaient à déterminer les voies conductrices de ce réflexe. Pour ce qui est de l'excitation musculaire par le retour du courant nerveux, il n'y avait point de doute possible : la voie centrifuge est représentée par le nerf crural. Quant aux voies centripètes, Westphal pensait que leur point de départ périphérique était la zone limite du tendon et du muscle. M. Tschirjew a exprimé une opinion différente et il est incontestable que l'expérience qu'il a faite, à l'appui de la thèse qu'il défend, est des plus ingénieuses. Voici en quelques mots la théorie mise en avant par M. Tschirjew :

Les nerfs rotuliens (nerfs tendineux décrits par Sachs) sont les conducteurs centripètes de l'excitation; mais ils ne sont pas les seuls. En effet, si l'on fait une ligature très serrée du muscle triceps, de manière à supprimer toute circulation nerveuse, si d'autre part on détache le tendon rotulien de son insertion tibiale et qu'après l'avoir fixé à une petite corde légèrement tendue on percute soit le tendon lui-même, soit la corde où il est attaché, on voit immédiatement se produire une vive contraction du triceps.

L'explication de ce phénomène, d'après M. Tschirjew, peut être énoncée de la manière suivante : il y a dans le muscle, et surtout dans l'aponévrose d'enveloppement du muscle, de petits filets nerveux, munis de terminaisons spéciales, qui, n'étant pas des terminaisons de motricité, méritent à beaucoup d'égards d'être considérées comme des organes de sensibilité (1). (C'est dans le laboratoire de M. le professeur Ranvier que l'auteur russe a étudié ces terminaisons nerveuses.) La secousse imprimée par la percussion du tendon ou de la corde à toute la surface aponévrotique est le point de départ du réflexe tendineux ; et la corde ou le tendon ne servent que de milieu élastique pour la transmission des vibrations qui doivent ébranler les petites terminaisons nerveuses de l'aponévrose.

D'ailleurs ce qui s'applique au tendon rotulien peut aussi s'appliquer à tous les tendons placés superficiellement, c'est-à-dire placés de telle sorte qu'on puisse les exciter de la même manière. Les tendons fléchisseurs des doigts, le tendon du triceps brachial, celui de l'adducteur moyen de la cuisse sont ceux dont la percussion détermine la réaction musculaire la plus évidente.

Mais un des points les plus importants de l'étude de tous les réflexes consiste assurément dans la mensuration du temps qui s'écoule entre le moment de l'excitation périphérique et celui de la contraction musculaire. M. Tschirjew a pu apprécier cet intervalle avec une grande exactitude (2). De notre côté, nous nous sommes attaché à résoudre le même problème, et nous indiquerons un peu plus loin les résultats auxquels nous sommes arrivé.

(1) *Arch. de physiol. norm. et path.*, 1879, n⁰ˢ 2 et 3.
(2) *Arch. f. Psych.* 1878, 3 H.

C'est comme symptôme précoce de l'ataxie locomotrice que l'absence du réflexe du genou a paru présenter le plus de valeur au professeur Westphal. Dans le cas d'ataxie locomotrice, ce sont évidemment les voies centripètes de l'arc réflexe qui sont affectées, et, selon toute probabilité, la lésion qui met obstacle au courant venu de la périphérie occupe les zones radiculaires postérieures. Mais, dans un autre ordre de maladies spinales, le réflexe tendineux, au lieu de disparaître, peut s'exagérer considérablement et il prend surtout de l'importance lorsque cette exagération est unilatérale, comme dans le cas de contracture hémiplégique.

II. — DES RÉFLEXES TENDINEUX ET PARTICULIÈREMENT DU RÉFLEXE DU GENOU DANS L'HÉMIPLÉGIE.

Il y a bien longtemps qu'on a signalé l'exagération des mouvements réflexes en général dans les hémiplégies. On l'a signalée à titre de symptôme immédiatement consécutif à l'apoplexie, et aussi à titre de symptôme de la période secondaire. En cette dernière qualité, le réflexe rotulien n'a rien qui le distingue de tous les autres; mais, comme il est très facile à constater, et comme aussi les conditions où il se manifeste sont parfaitement définies, la signification clinique qu'on lui a donnée dans ces derniers temps se trouve, à notre avis, amplement justifiée.

Le réflexe rotulien commence à s'exagérer dès l'apparition de la contracture secondaire. Cette exagération se manifeste même souvent à une époque où la contracture n'est pas encore bien franche et quel-

*quefois elle sert à cette dernière de symptôme précur-
seur.* Au moment où la contracture secondaire s'établit,
on obtiendra donc par la percussion du tendon rotulien
une secousse du triceps paralysé plus violente que celle du
triceps non paralysé. Peu à peu la différence s'accentuera
en raison directe des progrès de la contracture et, au bout
de quelques mois, le symptôme présentera des caractères
véritablement très significatifs. Ainsi, tandis que du côté
sain la contraction du triceps crural produit une élévation
brusque du pied, à la suite de laquelle celui-ci retombe
inerte et sans mouvement, on verra au contraire, du côté
paralysé, la pointe du pied tressaillir instantanément avec
beaucoup plus de brusquerie, comme sous l'influence d'une
décharge électrique. Quand on a quelque habitude de ce
genre d'examen, on reconnaît immédiatement le caractère
de soudaineté du réflexe tendineux pathologique.

Nous avons essayé d'analyser par la méthode graphique
les caractères du réflexe rotulien chez un bon nombre de
nos malades.

Dans ce but nous avons fait construire un petit appareil dont nous allons donner la description, et grâce auquel
les résultats que nous cherchions paraissent offrir une
exactitude assez rigoureuse.

1° La première condition qu'il y avait lieu de remplir,
étant donné que nous voulions mesurer une différence
d'un côté à l'autre, consistait à percuter le tendon rotulien avec une force égale des deux côtés.

On sait en effet depuis les expériences bien connues de
Rosenthal que l'intensité des actions réflexes varie proportionnellement à la force de l'excitation : et que le temps de
la réflexion est d'autant moindre que l'excitation est plus
forte ; de façon que si l'excitation est très forte ce temps

peut devenir excessivement court. Or le temps de la réflexion dans le phénomène du genou, devant être pris en
très grande considération, comme représentant une des
qualités de ce réflexe les plus essentielles, il importait que
la percussion fût absolu'ment de même intensité pour le
côté sain et pour le côté contracturé. Un percuteur gradué
pouvait seul remplir les conditions indispensables. Notre
ami M. le d^r François Franck nous a donc rendu un grand
service en faisant construire pour le but que nous nous
proposions un petit appareil fort simple et dont voici la
description sommaire.

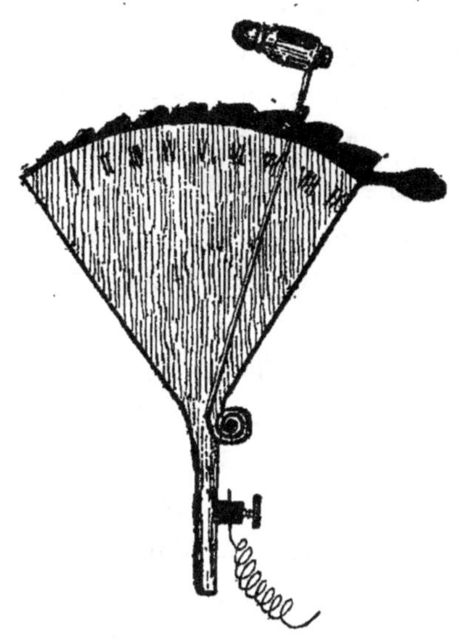

Fig. 13.

L'organe de percussion consiste en un ressort qu'on peut
tendre de la même façon qu'un chien de fusil et arrêter à
différents degrés de sa hauteur de tension totale par des
crans de charnière gradués. Au moyen d'un système de
déclanchement disposé comme une gâchette, ce ressort
muni d'un petit marteau peut se détendre et aller frapper avec

une force mesurée la face antérieure du tendon rotulien.

2° La deuxième condition à remplir consistait à déterminer exactement sur le cylindre enregistreur le moment exact de la percussion du tendon.

Pour cela nous avons eu recours au procédé suivant : La région rotulienne est recouverte par une petite feuille métallique (étain ou aluminium), munie d'une petite borne à laquelle on peut fixer un fil conducteur ; d'autre part, le marteau percuteur est mis en rapport par l'intermédiaire du ressort et d'un autre fil avec une pile électrique. Enfin cette pile entre en communication par son autre pôle avec le fil adapté à la feuille métallique prérotulienne, et sur le trajet duquel est interposé un signal électro-magnétique de Desprez. On conçoit que, dans ces conditions, le courant ne peut passer que lorsque le marteau est en contact avec la feuille métallique appliquée au-devant du tendon.

3° Enfin la dernière condition, aussi indispensable que les deux précédentes, était de recueillir une figure de la contraction du triceps.

Nous nous sommes servi du myographe de Marey muni d'un dispositif spécial pour la région que nous avions à examiner. En effet, pour enregistrer un mouvement purement musculaire, et assez localisé, il fallait éviter les mouvements communiqués à la totalité du membre par la secousse de percussion, aussi bien d'ailleurs que les mouvements involontaires dont les muscles en état de contracture sont si fréquemment animés.

Dans ce but nous avons employé un myographe récemment construit par M. Marey pour les expériences de M. Mendelssohn sur le *temps perdu* des muscles (1). Ce

___

(1) Voy. *Compte-rendu des travaux du laboratoire de physiologie du Collège de France,* pour l'année 1879.

myographe isole la contraction musculaire de tous les mouvements étrangers, et les tracés ainsi obtenus présentent les caractères de la contraction physiologique provoquée expérimentalement sur un animal immobilisé. Enfin nous avons recueilli l'image graphique du réflexe sur le cylindre du régulateur de Foucault. Ce cylindre faisant un tour complet à la seconde, et sa circonférence étant de 40 centimètres, il nous a été possible de mesurer au diapason en centièmes et même en millièmes de secondes l'intervalle du temps écoulé entre la percussion du tendon et la contraction du triceps (1).

L'examen d'un tracé recueilli chez un sujet sain nous permet ainsi d'envisager un certain nombre de caractères que l'état de contracture modifie à différents degrés, et qui sont : 1° La durée du temps réflexe ; 2° l'amplitude de la contraction ; 3° la durée de la contraction ; 4° la forme de la contraction.

Il est donc de toute nécessité d'étudier avec quelques détails ces caractères des réflexes tendineux à l'état normal.

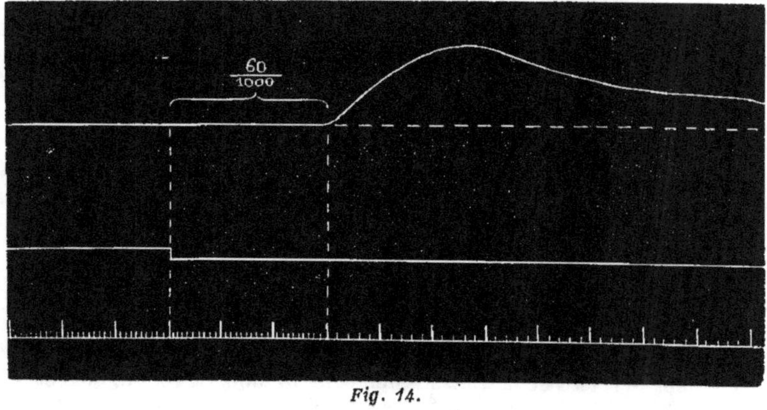

Fig. 14.

(1) Pour mesurer d'une façon absolue le temps du réflexe il fallait aussi tenir compte du temps perdu dans le tube de caoutchouc inter-

1° *Mesure du temps réflexe.* — De très nombreux travaux ont été entrepris déjà sur ce petit point, d'ailleurs très important, de l'histoire des réflexes tendineux et particulièrement du phénomène du genou. Les premières recherches ont été faites par Burckhardt (1) ; mais elles n'ont pas présenté assez d'exactitude pour qu'on tienne compte des résultats auxquels cet observateur est arrivé. C'est M. Tschirjew qui, pour la première fois, a mis en usage les procédés graphiques minutieux et très délicats qu'exigent des investigations de cette nature. M. Tschirjew a mesuré le temps absolu du réflexe patellaire chez les animaux et il a constaté que ce temps pouvait être rapporté à la durée du parcours de l'influx nerveux depuis le tendon jusqu'à la moelle et depuis la moelle jusqu'aux muscles, étant connue la longueur des nerfs centripètes et des nerfs centrifuges. Il est certain que toutes les expériences relatives à la durée du temps des actes réflexes n'ont pas, jusqu'à ce jour du moins, fourni de résultats assez rigoureux pour qu'il soit permis de formuler à cet égard des lois définitivement acquises. Cependant, les recherches de M. Tschirjew sont remarquables entre toutes par leur précision et elles offrent d'autant plus d'intérêt que la même méthode employée par ce physiologiste dans des expériences semblables faites sur l'homme l'a conduit à des conclusions identiques (2).

Chez l'homme, d'après M. Tschirjew, la durée du temps réflexe serait de 32 à 34 millièmes de seconde ; mais ce

---

posé au tambour récepteur et au tambour inscripteur. Aussi nous sommes-nous servi toujours du même tube après avoir déterminé exactement le retard de la transmission dans le tube. Ce retard, qui est de 8 millièmes de seconde, doit être défalqué sur tous nos tracés du temps de l'acte réflexe.

(1) *Centralb. f. med. Wiss*, 1878.
(2) *Archiv. für Psychiatrie*, VIII Band. 3 Heft.

temps n'exprime pas exactement l'intervalle du moment de
la percussion et du moment de la contraction du triceps.
En effet, ainsi que nous l'avons déjà dit, le tendon rotulien n'est qu'un organe élastique chargé de transmettre
aux parties sensibles du muscle l'ébranlement occasionné
par la percussion. Le temps réflexe ne commence donc
qu'au moment de l'excitation des fibres nerveuses à courant centripète disséminées à la périphérie du muscle. Il y
aurait par conséquent à faire une correction relative à la
durée de cette transmission élastique de la percussion patellaire dans toutes les mesures du temps du réflexe rotulien. Sans doute il était bon que cette évaluation absolue
fût faite rigoureusement ; mais dans les recherches cliniques, où l'on n'a en vue que des appréciations *relatives*,
cette donnée est superflue, d'autant qu'elle correspond à
une valeur négligeable.

Nous avons à notre tour cherché à déterminer exactement la durée du réflexe patellaire chez l'homme sain, et
le chiffre que nous avons obtenu est un peu supérieur à
celui de M. Tschirjew. En général ce temps est de 48 à 52
millièmes de seconde ; et si M. Tschirjew conclut en faveur d'une durée sensiblement inférieure (32 à 34), cela
tient tout simplement à ce qu'il a expérimenté chez des
sujets atteints de tabes dorsal spasmodique, c'est-à-dire
dans des conditions où l'excitabilité réflexe de la moelle
épinière est toujours notablement exagérée. Cette différence est donc purement pathologique ; elle n'infirme en
rien l'exactitude des procédés dont s'est servi M. Tschirjew ; bien plus elle corrobore pleinement les résultats que
nous avons obtenus nous-mêmes chez des malades atteints
de tabes spasmodique, ainsi que chez un certain nombre
d'hémiplégiques dont il sera question dans la suite.

En Angleterre, quelques recherches ont été poursuivies dans le même sens. Elles n'ont pas abouti au même but que les nôtres. Ainsi M. Gowers, dans un travail tout récent, s'est attaché à démontrer que les chiffres avancés par M. Tschirjew comme exprimant la durée du temps réflexe sont beaucoup trop faibles, et que d'après ce que l'on sait de la vitesse du courant nerveux, l'aller et le retour de l'acte réflexe seraient impossibles dans des limites aussi restreintes. M. Gowers a donc fait de son côté des expériences sur le temps du réflexe et il établit que ce temps correspond de 0,09″ à 0,15″ (1). A plusieurs titres ces conclusions sont mal fondées. D'abord, pour ce qui a trait à la vitesse du courant nerveux, on ne peut faire que des hypothèses; assurément le chiffre de 34 ou même de 50 millièmes de seconde peut paraître trop faible dans le cas où l'on admet que la vitesse du courant nerveux est de 30 mètres à la seconde; mais si la vitesse du courant nerveux est de 60 mètres, ou de 150 mètres, et même plus, comme cela semble ressortir des dernières recherches de Bloch, le réflexe a très largement le temps de se produire dans les conditions qui viennent d'être dites. Enfin, les procédés d'expérimentation mis en usage par M. Gowers nous paraissent tout à fait défectueux : au lieu d'inscrire avec précision une contraction bien localisée du triceps, cet auteur s'est contenté de recueillir sur le cylindre les oscillations transmises par le pied au style enregistreur. Ainsi on aurait même lieu de s'étonner que les chiffres de M. Gowers ne soient pas encore plus différents des nôtres.

Si, d'une manière générale, on peut assigner au temps réflexe chez l'homme sain la valeur de 50 millièmes de

____

(1) *The Lancet*, 1879.

seconde (1), il va de soi que ce chiffre n'exprime qu'une moyenne. L'intervalle de temps qui s'écoule entre la percussion et la contraction du triceps doit varier en effet avec l'espace à parcourir : il s'ensuit que, chez les sujets de grande taille, la durée du temps réflexe doit être plus longue que chez les enfants. En outre, chez le même sujet les conditions de l'excitabilité réflexe changent à tout moment, sous l'influence des mille circonstances qui modifient les propriétés excito-motrices de la moelle épinière. Au nombre de ces influences modificatrices, nous pouvons même signaler les excitations répétées du tendon et en général toutes les excitations musculaires : on sait combien la réflectivité médullaire est prononcée après une longue marche ; de la même façon, nous avons constaté qu'après un certain nombre de percussions, le temps du réflexe diminuait sensiblement, quelquefois de 5 ou 6 millièmes de seconde chez un sujet sain, et même de 12 à 15 millièmes chez des hystériques.

Enfin, il nous reste à signaler un petit fait qui, au point de vue de la durée du temps réflexe, mérite une mention spéciale, attendu qu'il pourrait donner lieu à quelques erreurs dans l'appréciation d'un certain nombre de nos tracés : nous voulons parler d'une légère contraction musculaire qui se produit entre le moment de l'excitation du tendon et le moment de la vraie contraction réflexe. Cette petite contraction, parfaitement nette dans le tracé suivant, a lieu trop tôt pour être considérée comme une action musculaire réflexe ; nous pensons que le soulèvement de la ligne musculaire, dans un point si rapproché du moment de l'excitation, ne peut être attribué qu'à la contrac-

---

(1) Il ne s'agit toujours ici que du phénomène du genou.

tion provoquée localement par la percussion ; et nous sommes d'autant mieux autorisé à conclure dans ce sens,

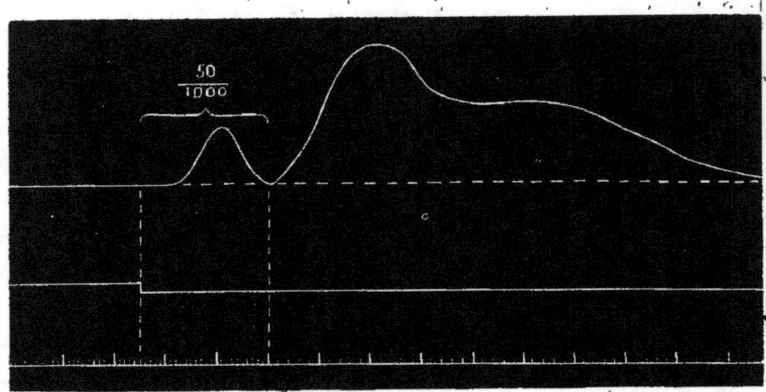

Fig. 15.

que le temps qui s'écoule entre l'excitation et cette contraction correspond précisément au « temps perdu du muscle, » c'est-à-dire à ce que Helmholtz a désigné sous le nom d' « excitation latente ».

En résumé, si le temps réflexe varie dans l'état normal suivant une foule de conditions qui ne permettent d'exprimer autre chose qu'une moyenne, il ressort de nos observations un fait d'une grande valeur, savoir : que chez un individu sain, à moins de circonstances tout à fait exceptionnelles, le temps réflexe est de même durée pour les deux côtés. C'est en effet sur cette égalité constante dans l'état normal qu'est basée la détermination du temps-réflexe pathologique dans l'hémiplégie.

2° *Amplitude de la contraction.* — La hauteur de la contraction musculaire ne peut pas être mesurée d'une façon absolue ; c'est-à-dire que chez un certain nombre de sujets sains pris au hasard, la contraction réflexe du triceps fémoral ne peut pas être représentée sur les tracés par une *moyenne*. En effet, le mode d'application du myographe sur la face antérieure de la cuisse, ne permet pas de figurer la valeur réelle du raccourcissement du

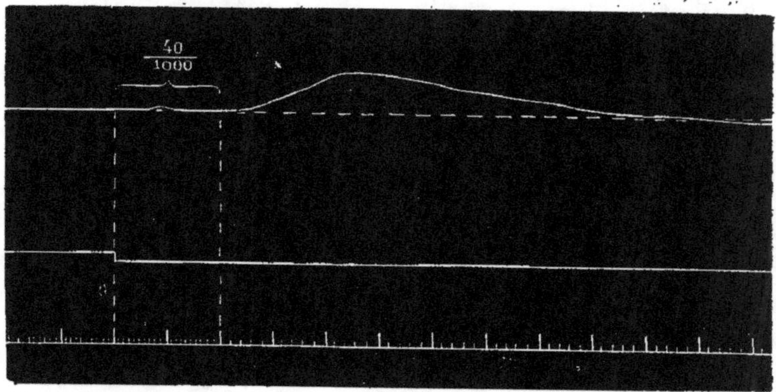

Fig. 16.— Hémiplégie avec contracture. Réflexé du genou côté sain. Temps réflexe $\frac{40}{1000}$ (avec la correction $\frac{32}{1000}$).

muscle : chez les individus gras, l'épaississement de la masse charnue du triceps n'agit pas sur le tambour récepteur, aussi facilement que chez les individus maigres. Il

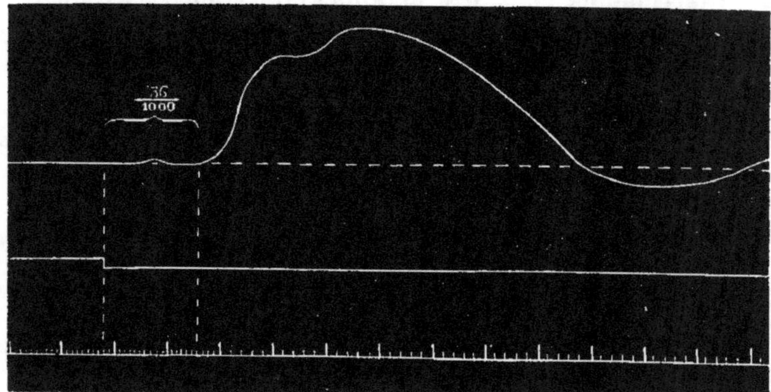

Fig. 17.— Côté contracturé. Temps réflexe $\frac{38}{1000}$″ (avec la correction $\frac{28}{1000}$).

n'y aura donc de conclusions à tirer de ce caractère de la courbe que dans les cas pathologiques où les différences d'un côté à l'autre seront parfaitement tranchées, et encore à la condition que l'hémiplégie ne sera pas compliquée d'atrophie musculaire.

3° *Longueur ou durée de la contraction.* — Ce que nous venons de dire de la hauteur de la contraction peut être redit de sa longueur. Cependant il paraît ressortir de nos expériences, faites sur un assez grand nombre de sujets très différents par l'embonpoint, que, pour une excitation de moyenne intensité, la durée de la contraction réflexe est de $\frac{1}{3}$ ou $\frac{1}{2}$ seconde.

4° *Forme de la contraction.* — Nous avons dit déjà que la courbe d'une contraction réflexe du triceps présentait la plus grande analogie avec les courbes musculaires recueillies par voie expérimentale, dans les recherches physiologiques faites sur les animaux. Nous n'avons par conséquent rien de plus à en dire, car les altérations de forme de la courbe ne se manifestent que dans l'état pathologique.

Il nous faut à présent considérer les tracés du réflexe patellaire recueillis chez les hémiplégiques successivement du côté sain et du côté malade, et, pour le moment, nous pouvons négliger le côté sain et ne nous occuper que du côté malade.

Les caractères du tracé pathologique réalisent dans leur ensemble un type général qu'il est essentiel d'étudier en premier lieu (1). Sur les tracés qui précèdent on peut voir tout d'abord que le temps réflexe du côté paralysé est plus court que du côté sain. Cette différence varie ordinairement de 4 à 5 millièmes de seconde, mais dans certains cas, elle peut être beaucoup plus faible (1 ou 2 millièmes

---

(1) Des recherches récentes de M. G. Ter Meulen ont fourni des résultats très analogues aux nôtres. *Over Reflexprikkelbaarheid en Peesreflexen,* Amsterdam, 1879.

seulement) et, par contre, chez plusieurs malades nous l'avons vue atteindre jusqu'à 12, 13 et même 15 millièmes. Ce fait de la diminution du temps perdu est presque absolument constant ; il est, en quelque sorte, le critérium de l'état spasmodique, jugé d'après les qualités des réflexes tendineux. Dans toutes les hémiplégies on retrouve presque invariablement ce caractère avec de simples différences du plus au moins, qu'il s'agisse d'une hémiplégie ancienne par hémorrhagie cérébrale, d'une hémiplégie avec contracture et atrophie unilatérale par sclérose congénitale du cerveau ou même d'une hémiplégie hystérique.

Mais ces tracés nous enseignent encore un fait de la plus haute importance : ils nous font voir que, chez un hémiplégique, le temps réflexe du côté sain est lui-même plus court que le temps réflexe d'un sujet non hémiplégique. Ainsi, tandis que chez les individus bien portants le temps réflexe oscille entre 48 et 52 millièmes de seconde, le temps réflexe du côté sain chez un hémiplégique oscille entre 38 et 42. La réflectivité médullaire est donc plus prononcée des deux côtés chez les hémiplégiques ; *le côté sain n'est pas tout à fait sain* ; et, bien que les caractères du réflexe soient très différents d'un côté à l'autre, ils sont encore loin de présenter du côté non paralysé les caractères de l'état normal. Déjà nous avons signalé plusieurs exemples de cette réflexion des symptômes spasmodiques sur le côté sain des hémiplégiques; nous avons insisté en particulier sur le développement possible de l'état de contracture dans le membre inférieur non paralysé, et il paraît ressortir des cas de cette nature que la propagation de la contracture se produit sous l'influence des mêmes lois qui président aux mouvements associés.

C'est ainsi que la trépidation spinale peut, chez quelques sujets hémiplégiques, se transmettre du côté malade au côté sain ; il s'agit donc là d'un fait général dans l'histoire de l'hémiplégie, et la confirmation qu'en donne l'analyse graphique des réflexes nous semble tout à fait digne de fixer l'attention.

D'ailleurs, c'est seulement par le raccourcissement absolu du temps réflexe du côté sain que se traduit la participation des membres non paralysés à l'état de contracture. Si en effet nous considérons les autres qualités de la courbe musculaire, nous pouvons nous assurer que les caractères morbides de la contraction réflexe ne sont appréciables que du côté contracturé.

Il suffit de jeter les yeux sur les tracés des *fig*. 18 et 19 pour constater que le muscle contracturé répond à l'excitation d'une façon toute spéciale : que l'élévation de la ligne musculaire est bien plus soudaine, bien plus verticale ; et par conséquent que le raccourcissement du muscle est plus rapide que dans les conditions normales. On peut remarquer également sur ces tracés que la *hauteur* de la contraction est incomparablement plus grande du côté malade; c'est-à-dire qu'un muscle déjà raccourci, de par la contracture, est capable de se raccourcir encore sous l'influence d'une excitation donnée, beaucoup plus qu'un muscle non contracturé, sous l'influence d'une excitation égale.

Pour ce qui est relatif à la *longueur* de la contraction, la différence entre les deux côtés est encore au profit du côté paralysé. Ainsi, tandis que du côté sain la contraction ne dure qu'un quart ou un tiers de seconde en général, la ligne musculaire du côté paralysé peut rester très souvent pendant plus d'une seconde au-dessus de l'abscisse. Très fréquemment on observe aussi du côté paralysé un certain nombre d'oscillations dans la période décroissante de la contraction : c'est une sorte de dicrotisme ou de polycrotisme dont nous ne saurions trop rehausser l'importance, car il représente un des caractères graphiques fondamen-

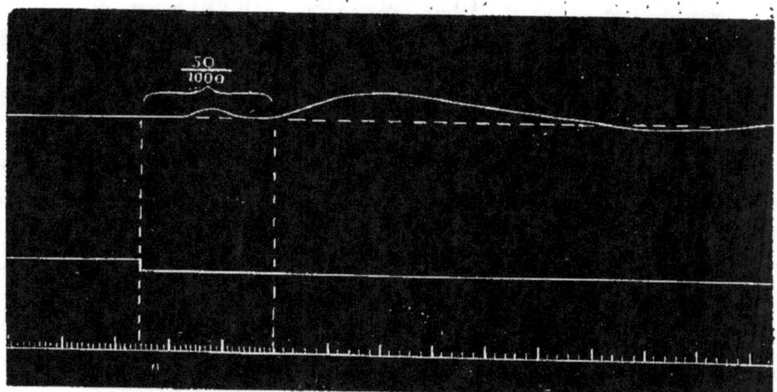

Fig. 18.— Côté sain. Contraction simple. Temps réflexe (avec la correction) $\frac{42}{1000}$.

taux de la nature spasmodique des contractions réflexes. Tantôt ces oscillations s'épuisent à mesure que la décon-

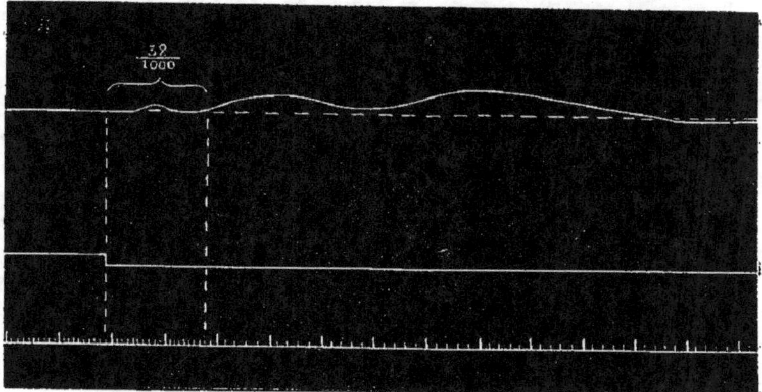

Fig. 19.— Côté contracturé contraction dicrote. Temps réflexe (avec la correction) $\frac{38}{1000}$.

traction s'effectue ; tantôt, au contraire, elles s'exagèrent en sens inverse, c'est-à-dire qu'en même temps que leur nombre s'accroît, la ligne musculaire s'élève. A un moment donné l'élévation de la ligne musculaire s'arrête, et le niveau reste le même pendant un temps variable, comme si à un certain degré de contracture avait succédé une contracture d'un degré supérieur.

De ce qui précède il est naturel de conclure que la forme de la contraction du côté contracturé ne présente jamais rien d'absolument fixe. Toutefois cette sorte de polycrotisme de la courbe musculaire paraît être le trait essentiel de l'état de contracture et, nous verrons bientôt comment on peut l'interpréter. Ce qu'il y a lieu de signaler comme un fait capital dans la forme des contractions de ce genre, c'est la transformation d'une contraction réflexe en contracture à la suite d'une série d'oscillations de la courbe musculaire. Voici un exemple bien net de cette variété pathologique de réflexes.

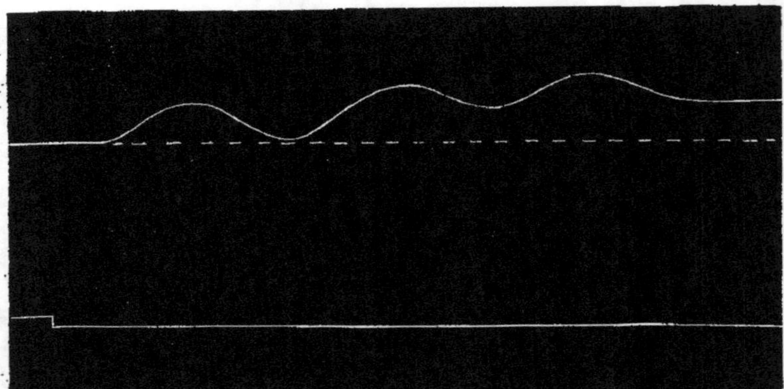

Fig. 20. — Chez cette malade la percussion du tendon provoque une série de contractions du triceps à la suite de laquelle s'établit la contracture permanente de ce muscle.

Nous avons indiqué les caractères réguliers du type; il nous reste seulement à mentionner encore quelques variétés qui, sans différer complétement de ce type, s'en écartent cependant de manière qu'on pourrait croire au premier abord à des anomalies. La plus commune de ces

variétés est relative à un cas qui se présente très fréquemment : nous voulons parler des contractures dans lesquelles

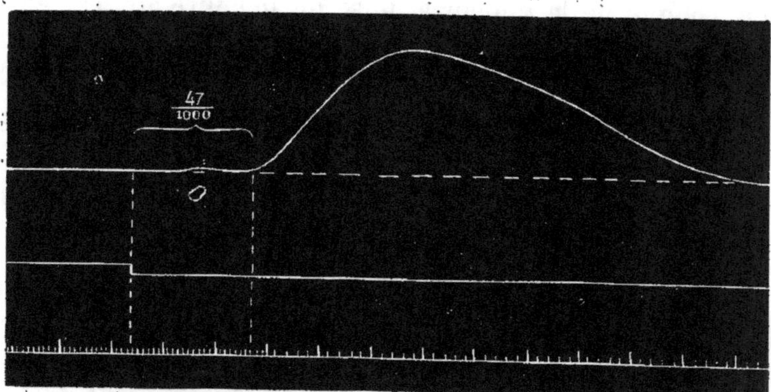

Fig. 21.— Hémiplégie avec atrophie. Côté sain. La contraction est forte; le temps réflexe
est de $\frac{47}{1000}$.

le raccourcissement musculaire est déjà si prononcé, qu'il
ne permet pas au muscle de se contracter davantage. Il

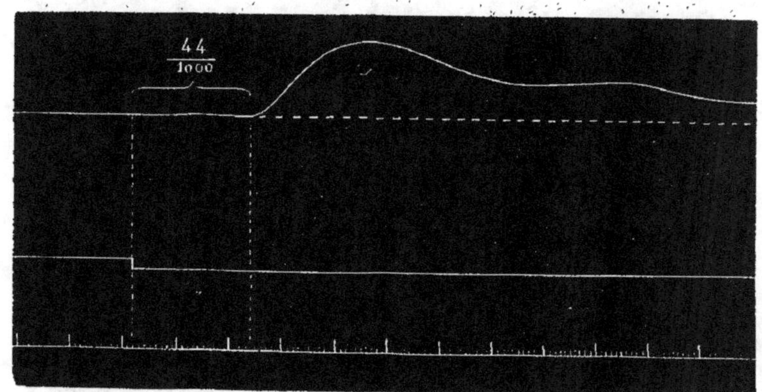

Fig. 22.— Côté contracturé. La courbe musculaire accuse un dicrotisme très net, mais
la hauteur de la contraction est moindre à cause de l'atrophie musculaire.

semble alors, à n'en juger que par la courbe du côté paralysé, que la contraction est moins haute et moins longue
que celle du côté sain, c'est-à-dire qu'il lui manque

deux des qualités principales du type morbide. Mais
la diminution du temps réflexe persiste, et si l'on
tient compte de la raideur acquise du membre, on est en
droit de conclure que cette variété ne s'écarte qu'en apparence du type fondamental.

Souvent aussi le côté contracturé est atrophié, et l'é-
paississement du muscle au moment de la contraction est

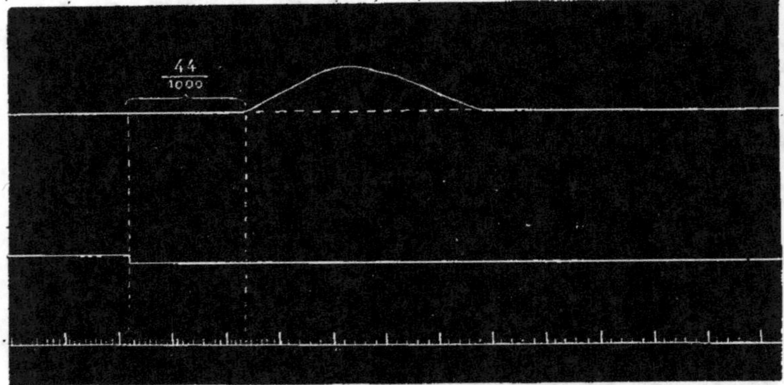

Fig. 23. — Hémiplégie avec contracture. Côté sain.

forcément moins considérable de ce côté-là que du côté
sain. La hauteur de la courbe est alors bien moindre ; mais

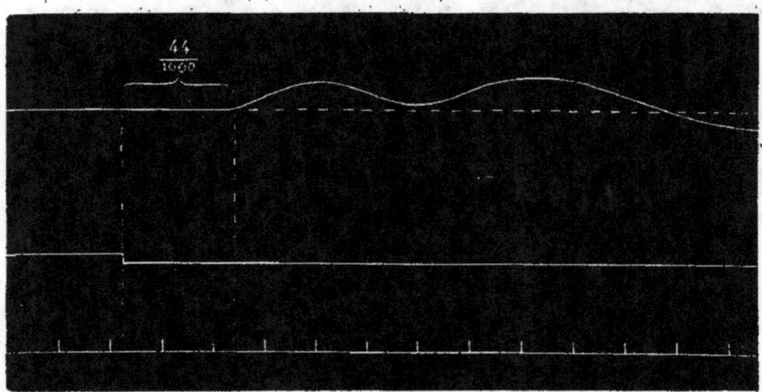

Fig. 24. — Côté contracturé. Sur ces deux tracés le temps réflexe est égal, mais la courbe
musculaire du côté contracturé présente deux soulèvements.

les caractères relatifs à la durée du temps réflexe, à la longueur de la contraction et surtout à sa forme subsistent pour permettre de faire rentrer encore cette variété dans la catégorie des contractions spasmodiques.

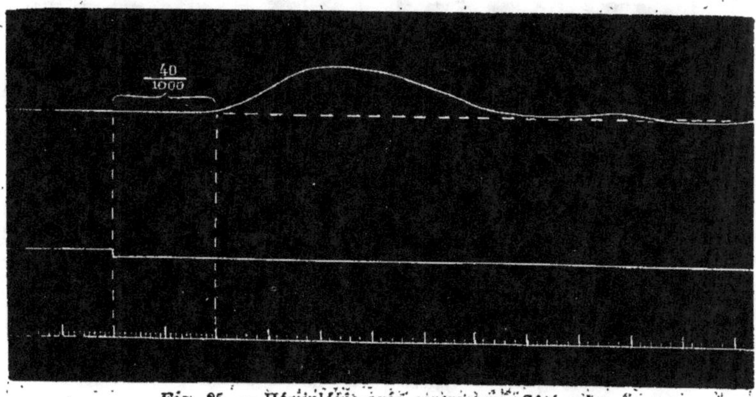

Fig. 25. — Hémiplégie avec contracture. Côté sain.

Enfin, dans certains cas, le temps réflexe est le même des deux côtés, et l'on peut dire qu'il est uniformément rac-

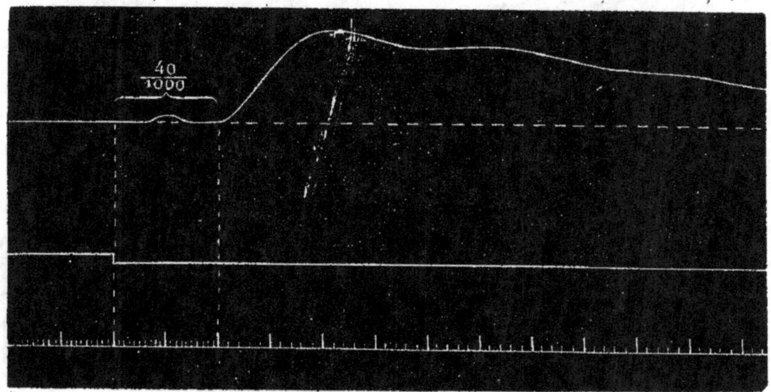

Fig. 26. — Côté contracturé. Des deux côtés le temps réflexe est égal, mais du côté paralysé, la ligne musculaire reste beaucoup plus longtemps au-dessus de l'abscisse. (Tendance à la contracture du triceps crural).

courci. Mais si ce caractère est négatif, d'autres comme le

dicrotisme ou l'excessive longueur de la contraction suffisent pour différencier le côté contracturé du côté sain.

Ce que nous avons constaté dans l'hémiplégie spasmodique par lésion cérébrale s'observe également dans

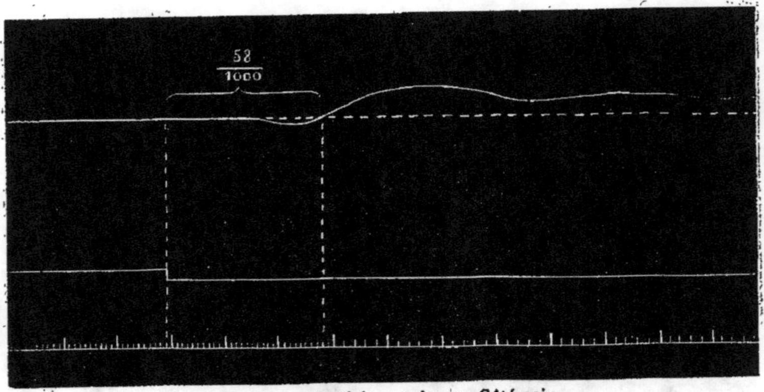

Fig. 27. — Hystérie ovarienne. Côté sain.

l'hystérie ovarienne avec hémianesthésie. C'est là un fait d'une grande valeur au point de vue de la théorie de la

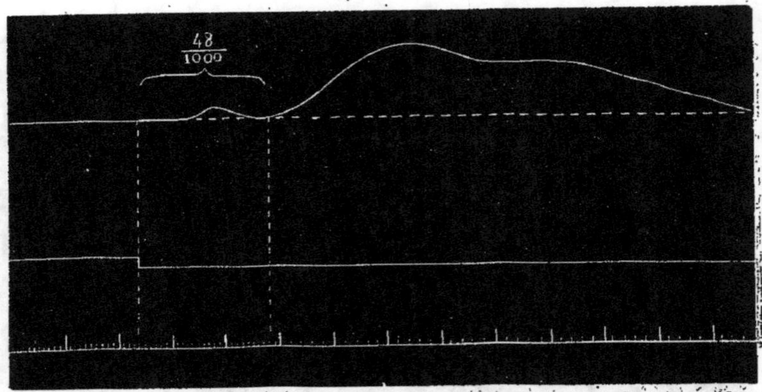

Fig. 28. — Côté de l'hémianesthésie. On peut voir qu'au point de vue du temps réflexe et de la forme de la courbe, le second tracé est un tracé pathologique.

contracture en général. Il en est de même de certaines affections spinales, qui, à un moment donné, peuvent se comporter comme une hémiplégie vulgaire ; tel est le cas des compressions lentes de la moelle, de la pachyméningite cervicale hypertrophique, etc. Chacun a lu dans la

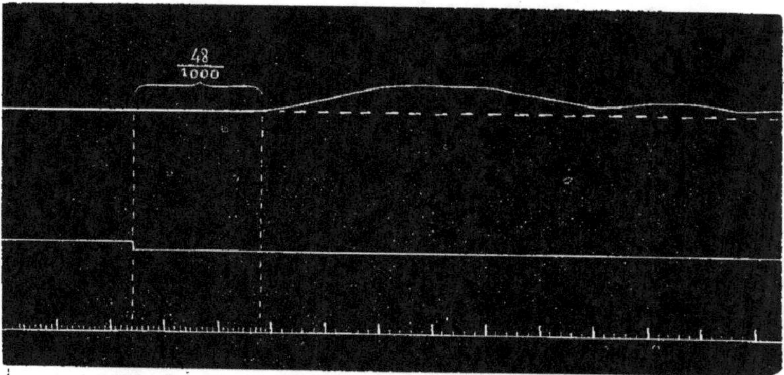

Fig. 29. — Pachyméningite cervicale hypertrophique. Côté sain.

thèse de M. Joffroy l'histoire de la malade Angot. Cette femme est aujourd'hui guérie ; du moins elle peut marcher,

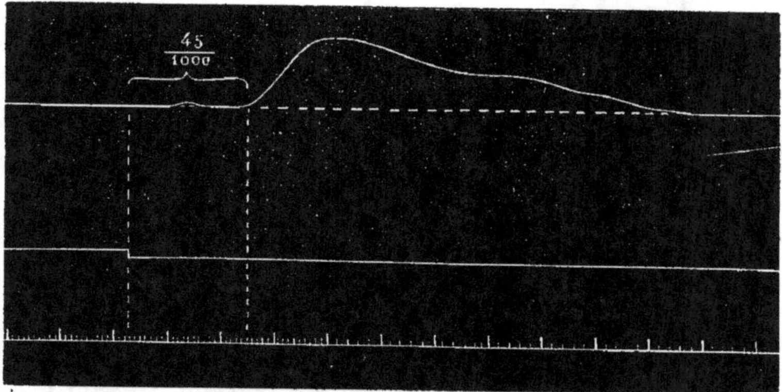

Fig. 30. — Côté contracturé. Le second tracé a tous les caractères des tracés recueillis chez les hémiplégiques, sous le rapport de la durée du temps réflexe, de la forme, de la hauteur, de la longueur de la contraction.

elle se sert même de ses bras et circule sans gêne dans les cours de l'hospice. Mais le côté gauche est frappé d'une

parésie bien nette avec tendance à la contracture, et l'analyse graphique de ses réflexes tendineux justifie, mieux que
toute autre analogie, l'assimilation qu'on peut faire de
l'état de cette malade avec l'état d'une simple hémiplégique.

Un seul point nous reste à mentionner avant de terminer
cette étude des réflexes tendineux. Chez les sujets bien
portants, la percussion du tendon rotulien ne détermine
aucune espèce de douleur. Cependant, lorsque les chocs
sont un peu intenses et surtout répétés fréquemment, on
finit par éprouver une sensation toute spéciale, parfois
pénible, mais très difficile à localiser. Nous avons nous-
même ressenti très nettement les effets des percussions
réitérées du tendon rotulien, et, tout ce que nous pouvons
dire à cet egard, est que la sensation dont il s'agit consiste
en une sorte de légère commotion médullaire, car on
l'éprouve dans la région lombaire ou dans la région dorsale et quelquefois même dans la région cervicale. D'ailleurs, les renseignements fournis par les malades concordent parfaitement avec ce que nous avons observé chez
les sujets sains. Ainsi tel malade accuse la sensation d'un
corps qui remonterait par l'épine dorsale, tel autre ressent
une constriction de la poitrine et de la gorge ; il tressaille
à chaque percussion et se plaint que tous ces chocs, la
plupart du temps fort légers, lui procurent un malaise
indéfinissable, très passager cependant, mais qui pourrait
lui donner un évanouissement. Il s'agit, en un mot, d'une
véritable *aura* dont les localisations varient suivant les
sujets. Chose curieuse, et bien faite pour caractériser la
nature et la cause de ces sensations, elles ne surviennent
jamais que lorsqu'on percute le tendon du côté paralysé,
c'est-à-dire lorsqu'on excite des fibres nerveuses qui abou-

tissent à des centres medullaires dont la réflectivité est exagérée.

Mais ce qui prouve qu'il s'agit bien là de sensations identiques à celles de l'aura, c'est que, chez certains sujets, la crise épileptiforme peut survenir sous l'influence de la percussion rotulienne. Tout récemment, M. Debove nous signalait un malade de son service chez lequel une percussion un peu forte faisait naître une sensation d'angoisse, très courte il est vrai, mais extraordinairement pénible ; et si la percussion était encore plus forte, un accès épileptoïde avait lieu.

Enfin, il est un autre ordre de phénomènes qui témoignent nettement que dans certaines circonstances pathologiques, la percussion d'un tendon, en d'autres termes l'excitation simultanée de la totalité des fibres centripètes d'un muscle peut être suivie d'autre chose que d'une contraction réflexe du muscle excité. Ainsi, chez les hystériques, qui sont, pour nous servir d'une expression de M. Charcot, dans un état constant d'hyperexcitabilité réflexe, la percussion rotulienne peut faire contracter non-seulement le triceps fémoral, mais aussi le biceps brachial et encore d'autres muscles, dont les sources nerveuses dans la moelle épinière sont très éloignées du centre de réflexion du triceps crural.

TROISIÈME PARTIE

Physiologie pathologique de la contracture

CHAPITRE PREMIER

Définition physiologique de la contracture.

Lorsqu'on passe en revue les très nombreux travaux qui ont pour objet la contracture, on est frappé de la difficulté qu'ont éprouvée tous les auteurs à donner une définition physiologique de ce symptôme. Il n'y a pas en effet de base anatomique aux phénomènes de ce genre, puisque dans la pathologie ou dans la physiologie générale on est réduit, faute de mieux, à les qualifier de phénomènes dynamiques. Cependant, il y a quelques années, Follin, se fondant sur les déformations des membres qui résultent des contractures prolongées, proposa une division qui semble exclure de la catégorie des contractures proprement dites tous les raccourcissements musculaires permanents, à la suite desquels peuvent survenir des déformations irrémédiables. Ainsi, selon Follin, la contracture vraie n'aurait qu'une durée passagère, et dans le cas de l'hémiplégie, par exemple, si les membres se déforment à la longue, si la main se fléchit outre mesure sur l'avant-bras et si l'avant-bras conserve indéfiniment l'attitude de la pronation forcée, la contracture n'y est pour rien. Tous ces faits seraient le résultat de la *rétraction* des parties molles ;

c'est-à-dire qu'il s'agirait en pareil cas d'une véritable transformation pathologique de la substance musculaire.

Assurément, la contracture permanente peut donner lieu à de la rétraction, et même dans certaines hémiplégies, la dégénération spécialé qui caractérise l'atrophie musculaire, ainsi que nous l'avons faït voir précédemment, peut favoriser les déformations des membres paralysés. Mais cette division de Follin est tout à fait surannée, et elle a le grand tort de consacrer à des faits absolument exceptionnels la catégorie la plus importante des cas de contracture hémiplégique. On sait en effet que les contractures permanentes les plus invétérées peuvent céder à l'action du chloroforme, et que par conséquent la *rétraction* ne peut être invoquée comme la cause la plus ordinaire des déformations paralytiques. Mais il est un moyen que nous avons mis en usage chez un certain nombre de malades et qui nous a permis de faire sans danger la part exacte de ce qui appartient à la rétraction dans les déformations de la contracture. Ce moyen consiste à rendre le membre exsangue par l'application de la bande d'Esmarch et du même coup à priver ses muscles de leur contractilité. Au bout de vingt minutes environ, la déformation commence à disparaître. Ce n'est pas à dire pour cela que la contractilité soit complétement anéantie (il faut un temps bien plus considérable pour que la fibre musculaire ne réponde plus aux excitants); mais déjà ces quelques minutes suffisent pour détruire une attitude qui durait depuis plusieurs années. Or, nous n'avons observé que deux malades chez lesquelles l'application de la bande n'a que très-légèrement modifié l'attitude vicieuse des membres. Chez l'une d'elles, la contracture avait produit certainement plus que des altérations des muscles ou des tendons; elle avait disjoint les surfaces articulaires et les doigts du côté paralysé présentaient le même aspect que s'il se fût agi d'un rhumatisme chronique à une période avancée.

Chez l'autre malade, il existait au niveau de l'articulation radio-carpienne, une sorte d'ankylose fibreuse qui pouvait bien avoir été le résultat de l'immobilisation en flexion prolongée pendant huit ou dix ans. Mais, à côté de ces faits réellement exceptionnels, nous n'avons pas constaté, chez l'immense majorité des hémiplégiques de la Salpêtrière, autre chose que des contractures justiciables de l'application de la bande d'Esmarch. D'ailleurs, aussitôt que la bande est desserrée et que la circulation se rétablit la déformation réapparaît en quelques secondes. On peut donc affirmer absolument l'exactitude de ce premier point : que les contractures hémiplégiques, même les plus anciennes, sont intimement caractérisées par une *activité musculaire permanente.*

Mais voici un second point, non moins essentiel que le précédent, constaté par tous les auteurs, et qui, pendant longtemps, est resté enveloppé d'une obscurité profonde. Les déformations ou les attitudes vicieuses des membres contracturés sont à peu près invariables ; elles sont toujours ou presque toujours conformes à un type souvent décrit par M. Charcot, et dont nous n'avons par conséquent qu'à rappeler les caractères dans une simple proposition : flexion avec pronation pour le membre supérieur, et extension avec adduction pour le membre inférieur. Il va sans dire que ce type est sujet à varier quelquefois, mais presque jamais ces variétés ne s'en écartent au point que le membre supérieur soit dans l'extension et le membre inférieur dans la flexion. Et lorsqu'il s'agit d'une contracture latente, toutes les excitations, toutes les influences capables de faire renaître la déformation agissent toujours dans le même sens : que ce soit par traumatisme ou par appréhension, que ce soit à l'occasion d'un mouvement volontaire ou par suite d'une vive douleur, fatalement la contracture se développe conformément à la règle, c'est-à-dire de manière à condamner le membre à l'attitude dont nous venons de résumer les caractères principaux. Ces faits, par leur remarquable régularité, étaient bien de nature à intriguer les faiseurs d'hypothèses ; et comme on n'avait pas l'embarras du choix, on s'en tint à une interprétation spécieuse. C'est ainsi que la théorie la plus étrange de la contracture s'est trouvée implicitement formulée dans les définitions que nombre d'auteurs ont données de ce symptôme. Pour Chomel, par exemple, la contracture consiste « dans la rigidité permanente et chronique des muscles et le *plus ordinairement des muscles fléchisseurs* ».

De là découlait que le raccourcissement permanent de certains groupes de muscles tenait simplement à la paralysie des groupes antagonistes ; et de cette façon, semblait acquis ce fait réellement invraisemblable, que dans les hémiplégies spasmodiques les fléchisseurs seuls sont contracturés.

Pendant longtemps cette théorie a régné sans conteste. D'ailleurs, si bizarre qu'elle fût, on pouvait l'appuyer sur des observations multipliées à l'infini, touchant l'indépendance fonctionnelle des fléchisseurs et des extenseurs en général.

Il est indispensable que nous rappelions quelques faits de l'histoire si compliquée de la question de l'antagonisme musculaire ; car si ce point très-important de la physiologie des mouvements a été l'objet d'une application défectueuse dans la théorie ancienne de la contracture per-

manente, il n'en est pas moins vrai que l'antagonisme
joue dans tous les phénomènes spasmodiques un rôle
capital, dans lequel nous retrouverons à notre tour la condition essentielle au développement de toute espèce de
contractures.

L'opinion que les muscles fléchisseurs sont dans leur
ensemble plus puissants que les muscles extenseurs est
une opinion très-ancienne. Mais lorsqu'on a essayé de
donner une explication de cette différence, on s'est trouvé
arrêté à des obstacles en apparence insurmontables. Ainsi
Bellingeri (1), dans une étude expérimentale qui date déjà
de longtemps, croyait devoir affirmer que « le cerveau et
les cordons antérieurs, ainsi que les nerfs qui en émanent,
président aux mouvements de flexion ; au contraire, le
cervelet et sa continuation, c'est-à-dire les cordons postérieurs de la moelle présideraient aux mouvements d'extension. » Une pareille interprétation ne fait que reculer la
difficulté, puisqu'elle attribue gratuitement à certaines parties de l'encéphale une supériorité fonctionnelle qu'il s'agit
précisément d'expliquer. A une époque beaucoup moins
éloignée de nous, on a repris la question exactement au
même point, et il a semblé à certains auteurs qu'on pouvait
rechercher encore dans les centres nerveux la raison anatomique de la différence des extenseurs et des fléchisseurs.

Voici comment s'exprime à cet égard Schützenberger
(2) : « Des observations cliniques faites sur l'homme prou-
vent que les régions de la moelle d'où émanent les nerfs
extenseurs de la main sont situées plus bas que celles qui
fournissent les nerfs destinés aux fléchisseurs. » Sans

---

(1) *Experimenta in nervorum antagonismum habita. Turini*, 1724.
(2) Cité par Leyden, *édition française*, p. 31.

doute, les sources nerveuses de chacun des muscles du bras doivent être distinctes les unes des autres ; mais si l'on considère l'enchevêtrement inextricable des conducteurs nerveux dans le plexus brachial, il est impossible de ne pas admettre que tous ces centres soient rapprochés dans la moelle épinière au point de se confondre, sinon sous le rapport fonctionnel, au moins sous le rapport du siège. Tout récemment notre ami, M. le Dr Mendelssohn a incidemment étudié la même question. A la suite d'expériences très intéressantes destinées à la détermination exacte du *temps perdu musculaire*, M. Mendelssohn a pu établir que certains muscles extenseurs présentent un temps perdu plus grand que leurs antagonistes fléchisseurs (1) ; mais il s'agit là d'une nuance si délicate qu'on ne peut en arguer que tous les muscles de la machine animale doivent être divisés en deux groupes séparés et doués de propriétés différentes. Enfin M. Vulpian cite les expériences de Müller, Engelhart, Poletti et Harless, qui concluent d'après un certain nombre de faits observés sur la grenouille, que les centres spinaux des extenseurs et des fléchisseurs sont répartis dans des régions distinctes de la moelle (2). Ces auteurs avaient émis l'opinion que « le centre des mouvements de flexion des muscles des membres postérieurs se trouve vers la partie antérieure de la moelle c'est-à-dire près du bulbe rachidien, tandis que le centre des mouvements d'extension se trouverait vers la partie postérieure de l'organe. » Schiff a fait

---

(1) Voy. *Compte-rendu des travaux du laboratoire de M. le professeur Marey*, 1879.

(2) Article *Moelle épinière*. *Dict. encycl. des Sc. méd.* 2e série, T. VIII, p. 729.

voir que ce fait, d'ailleurs exact, doit être interprété autrement.

Ainsi la théorie de la différence qualitative des extenseurs et des fléchisseurs doit être complétement abandonnée ; et au demeurant, la question est résolue par l'analyse des phénomènes spasmodiques qui résultent de l'empoisonnement par la strychnine.

La strychnine, type parfait des poisons convulsivants, détermine des contractures passagères caractérisées par des attitudes spéciales. Or, il est bien certain que cette substance agit indistinctement sur tous les centres spinaux des muscles, et que la tétanisation qu'elle produit, bien que se traduisant dans les membres par une rigidité souvent insurmontable de certains groupes musculaires, pourrait être également constatée sur les muscles non raccourcis. Pour s'assurer de ce fait, il suffit de sectionner chez un animal strychnisé, chez un chien, par exemple, le tendon du triceps fémoral et le tendon d'Achille. Dans la période des convulsions toniques, l'attitude des deux membres inférieurs est alors très différente. Tandis que du côté où les muscles ont été respectés la patte est raide, fortement étendue comme si elle subissait une traction violente, celle dont les tendons ont été coupés est fléchie sur le bassin, le tarse faisant un angle droit avec le tibia et la face antérieure de la cuisse s'appliquant au flanc de l'animal. Or, nous avons constaté avec notre collègue M. Marie qui nous assistait dans cette expérience, qu'il était dès lors aussi difficile d'étendre la patte fléchie que de fléchir la patte étendue. Il ressort de ce fait, que si, dans les conditions ordinaires, la tétanisation strychnique a pour expression patente un spasme tonique des extenseurs, la contracture des fléchisseurs n'en existe pas moins pour cela mais qu'elle est anéantie par les effets beaucoup plus énergiques du raccourcissement des extenseurs. C'est donc seulement à la *prépondérance quantitative* des extenseurs qu'il faut attribuer l'attitude invariable d'extension qui caractérise l'état spasmodique des membres inférieurs dans le strychnisme expérimental.

Lorsque nous avons fait l'expérience dont il vient d'être question, nous ignorions qu'elle eût été déjà pratiquée par M. Vulpian sur la grenouille dans le but de démontrer, contrairement à l'opinion formulée par M. Cayrade (1), que la strychnine agit en même temps sur les centres réflexes de la moelle épinière et non sur certains d'entre eux à l'exclusion des autres. Mais la pure et simple observation de ce qui se produit chez la grenouille mâle et chez la grenouille femelle sous l'influence de la strychnine explique mieux que toute espèce d'expériences, la raison de la prédominance de certains muscles : « Les membres postérieurs s'étendent avec force, la tête se fléchit en bas sur le tronc, les paupières se relèvent et les yeux se retirent en dedans, les membres antérieurs s'étendent le long du corps (femelles) ou se croisent sous la région sternale (mâles) ;'........ chez les grenouilles mâles, les membres antérieurs, sous l'influence du strychnisme, n'exécutent pas les mêmes mouvements que chez les grenouilles femelles, parce que les muscles d'énergie prédominante dans ces membres, ne sont pas les mêmes chez les unes et chez les autres (2) ».

Ainsi le strychnisme ne fait qu'exagérer les attitudes que

---

(1) *Sur la localisation des mouvements réflexes*, in *Journal de Robin*, t. v, p. 346; 1868.

(2) Vulpian, *loc. cit.*, p. 487-488.

devraient garder les membres si l'équilibre pouvait s'établir entre les divers groupes musculaires en dehors de toute influence étrangère.

Mais cet état d'équilibre est en partie réalisé par le fait de l'action permanente des muscles les uns sur les autres ; cette action n'est autre chose que ce qu'on a désigné depuis longtemps sous le nom de *tonus musculaire*. Or, nous voulons établir que, si dans le domaine de l'expérimentation le strychnisme ne produit les attitudes caractéristiques des convulsions toniques que par l'exagération du tonus normal, il en est de même dans l'hémiplégie où la contracture doit être considérée comme un strychnisme véritable, à cette différence près qu'elle a une raison anatomo-pathologique définie.

D'ailleurs cette théorie n'est pas nouvelle. Il y a déjà plusieurs années que M. Charcot l'a formulée, et M. Straus dans sa thèse, a conclu dans le même sens : « On pourrait avec quelques auteurs, dit M. Straus, considérer la contracture comme une exagération morbide de la tonicité normale du muscle ; mais c'est une synonymie et non une explication (1). » Assurément il ne s'agit que d'une synonymie si le tonus n'a pas de définition physiologique ; mais depuis le travail de M. Straus la question a progressé, et des recherches multipliées ont permis d'établir les conditions et les lois de la tonicité musculaire. Nous nous en tiendrons par conséquent à la définition de M. Straus, et avant d'en venir à la démonstration nous allons esquisser rapidement l'histoire du tonus normal :

____

(1) Th. d'agrég., p. 88.

CHAPITRE II

Du tonus musculaire.

Les chirurgiens ont souvent parlé du *tonus* comme d'un état particulier du muscle auquel conviendrait le nom de *contraction insensible;* c'est-à-dire qu'un muscle ¡au repos, ou en d'autres termes, complétement affranchi de l'action de la volonté, comme pendant le sommeil par exemple, serait encore assez éloigné de la flaccidité véritable. Il s'agirait donc d'une activité permanente de la fibre charnue entretenue par l'incitation constante de la moelle épinière.

Cl. Bernard a démontré qu'il se produit en effet dans un muscle non contracté des combustions plus vives que dans un muscle absolument flasque. Or, l'état de flaccidité complète n'existe que lorsque le muscle est séparé de son centre spinal par la résection du nerf qui l'anime. Pendant la contraction le sang veineux contient 4,28 d'oxygène (pour cent centimètres cubes); à l'état de repos, le nerf étant intact, ce chiffre est de 5; et à l'état de paralysie, après section du nerf il est de 7,20. Sous le rapport de l'intensité des combustions, le tonus musculaire serait donc un état intermédiaire entre la contraction et la paralysie complète.

Mais pour concevoir la possibilité d'une réaction médullaire permanente, force est d'admettre que les centres réflexes spinaux sont incités eux-mêmes par voie centripète et d'une façon incessante.

Or, les conducteurs nerveux de cette incitation, longtemps confondus avec les nerfs de la sensibilité générale, paraissent devoir être considérés aujourd'hui comme des agents spéciaux et jouissant d'une autonomie parfaite ; ce sont des nerfs musculaires proprement dits, en ce sens que leur extrémité périphérique, dont la constitution histologique présente des particularités bien tranchées, siège dans les muscles eux-mêmes ou dans leurs aponévroses d'enveloppement. En outre, comme tous les nerfs de sensibilité *spéciale*, ils ne peuvent être impressionnés que par des excitants d'une catégorie *spéciale* ; de même que le nerf optique n'est influencé que par les ondes lumineuses et le nerf acoustique par les vibrations sonores, de même les nerfs musculaires dont il s'agit ne transmettent à leur centre de réflexion que certaines excitations mécaniques dont il faut définir la nature. Ainsi la percussion localisée de la surface d'un muscle, le triceps crural par exemple, ne constitue pas une excitation suffisante pour provoquer la contraction de ce muscle ; tout au plus observe-t-on un léger soulèvement de la masse charnue dans le point même qui a subi le choc, et encore cette contraction, localisée elle-même, n'est-elle pas de nature réflexe. L'irritabilité musculaire seule est mise en jeu, mais les nerfs n'y sont pour rien.

Les terminaisons (1) périphériques de ces conducteurs centripètes sont, avons-nous dit, éparpillés dans l'aponé-

---

(1) Voy. Tschirjew, *Arch. de phys. norm. et path.*, 1877, p. 89.

vrose des muscles. Pour qu'un muscle réagisse, en se contractant dans sa totalité, il faut donc que l'ensemble de ses nerfs sensitifs soit excité : la percussion du tendon rotulien réalise complétement cette condition indispensable, car elle détermine un ébranlement soudain de toute la masse du triceps; aussi la contraction réflexe est-elle en pareil cas très énergique, puisqu'elle soulève brusquement la jambe et l'étend sur la cuisse. Mais il n'est pas nécessaire que l'excitation soit aussi vive ; pour que la réaction se manifeste, il suffit d'un déplacement de la totalité du muscle, par le fait duquel les organes périphériques de la sensibilité musculaire subissent l'excitation qui leur convient. La tension passive des muscles — c'est là un fait connu de longue date — agit de cette façon ; et comme un groupe musculaire ne se raccourcit jamais qu'en déterminant l'extension du groupe antagoniste, il résulte forcément de la contraction du premier, que le second est immédiatement sollicité à se contracter lui-même ; cependant cette tendance à la contraction, dans le groupe antagoniste, ne peut faire équilibre à l'activité plus considérable du groupe musculaire primitivement contracté. La qualité physiologique des muscles ainsi tendus n'est pas autre chose que ce qu'on a désigné sous le nom de *tonicité*.

D'ailleurs, la véritable cause de la tonicité, envisagée au point de vue du rôle des antagonistes, a été mise en lumière dès le commencement de ce siècle par Bichat dans un passage remarquable que nous tenons à reproduire textuellement :

« *Telle est la disposition du système musculaire, qu'une de ses portions ne peut être contractée sans que l'autre ne soit distendue..... La contractilité de* tissu est portée au plus haut point dans les muscles. *Ces organes sont dans une tendance continuelle à la contraction, surtout quand ils ont dépassé en s'allongeant, leur grandeur naturelle*....... Chaque point mobile de la charpente animale est toujours entre deux forces musculaires opposées, entre celle de flexion et d'extension, d'élévation et d'abaissement, d'adduction et d'abduction, de rotation en dehors et de rotation en dedans, etc. Cette opposition est une condition essentielle aux mouvements; car pour en exercer un, il faut que le point mobile soit dans le mouvement opposé; pour se fléchir il faut qu'il soit préliminairement étendu, et réciproquement. Les deux positions opposées que prend une partie mobile, sont alternativement pour elle, et le point de départ et le point d'arrivée; les deux extrêmes de ces positions sont les deux bornes entre lesquelles elle peut se mouvoir. Or entre ces deux bornes il y a un point moyen; c'est le point de repos de la partie mobile; quand elle s'y trouve, ses muscles sont dans leur état naturel; dès qu'elle le franchit, les uns sont tendus, les autres contractés; et telle est leur disposition, que la contraction et l'extension qui ont lieu en sens opposé, sont exactement en raison directe. D'après cela, dans l'influence réciproque que les muscles exercent les uns sur les autres, ils sont donc alternativement actifs et passifs, puissance et résistance, organes mus et organes qui font mouvoir. *L'effet de tout muscle qui se contracte n'est donc pas seulement d'agir sur l'os auquel il s'implante, mais encore sur le muscle opposé.* Souvent même entre deux muscles ainsi opposés, il n'y a point d'organes solides intermédiaires, comme aux lèvres, sur la ligne blanche, etc. *Le muscle d'un côté agit directement sur celui qui lui correspond pour le disten-*

dre. Or cette action des muscles les uns sur les autres est précisément le phénomène des antagonistes. » (1).

Aujourd'hui encore rien n'est à modifier dans cette description de l'antagonisme des muscles; on n'y peut ajouter que l'intervention de la moelle épinière jouant le rôle d'un régulateur entre le groupe musculaire passivement étendu et le groupe musculaire activement raccourci. Le tonus est donc un état physiologique indépendant de la constitution ou de la vitalité du muscle lui-même, mais absolument inhérent à l'intégrité de l'arc réflexe musculaire. Si, par exemple, l'arc réflexe est interrompu dans son trajet centripète par une lésion scléreuse, telle que celle de l'ataxie locomotrice vulgaire, le tonus musculaire est aboli. Evidemment la contraction du triceps crural produit encore la tension passive des muscles postérieurs de la cuisse; mais l'excitation qu'une pareille tension exerce sur les nerfs sensibles de ces muscles n'est pas transmise jusqu'au centre de réflexion; elle est arrêtée en chemin par la sclérose fasciculée postérieure; et le mouvement de contraction du triceps n'étant plus tempéré par l'exagération de la tonicité dans le groupe des fléchisseurs, on voit le membre vivement projeté en avant chaque fois que lui parviennent les incitations volontaires. Telle est la véritable cause de l'incoordination motrice dans le tabes dorsal ataxique.

Si au contraire on suppose que l'arc réflexe est intact, mais que le centre de réflexion est plus irritable que dans les conditions ordinaires, tous les groupes musculaires recevant de leurs sources spinales une incitation tonique exagérée, prendront une attitude forcée correspondant à

---

(1) BICHAT. *Anatomie générale*, tome III, p. 255.

l'état d'équilibre résultant de l'action qu'ils exercent réciproquement les uns sur les autres. Tel est l'effet de la strychnine.

Dans l'hémiplégie la dégénération descendante joue le même rôle, et l'exagération de la tonicité, qui caractérise la contracture permanente, peut être considérée, selon l'expression de M. Charcot comme un *strychnisme spontané.* Il ne nous reste donc plus qu'à établir l'identité du strychnisme expérimental et du strychnisme spontané, après avoir rapidement passé en revue les nombreuses théories anatomiques et physiologiques qu'on a émises pour expliquer la contracture.

CHAPITRE III

La contracture permanente n'est qu'une exagération de la tonicité musculaire.

Il y a déjà bien longtemps, on supposait que toutes les contractures proviennent d'une encéphalite ou d'une myélite ; pour ce qui concerne l'hémiplégie, l'encéphalite particulièrement a été regardée comme la cause nécessaire ; nous savons aujourd'hui que cette opinion ne repose sur aucune base solide, puisque bien des lésions de l'hémisphère cérébral sont suivies d'hémiplégies incurables alors que la phlegmasie originelle (qui souvent même peut faire défaut), est complétement guérie.

Une autre théorie, fondée sur l'exagération des fonctions excito-motrices après la section expérimentale de la moelle épinière, fit attribuer la contracture secondaire à la suppression de l'influence modératrice du cerveau sur la moelle. Cette idée ingénieuse n'est cependant pas admissible puisque l'hyperexcitabilité réflexe ne commence à se manifester que longtemps après l'attaque d'apoplexie. Si la suppression des fonctions d'arrêt de l'encéphale devait entraîner l'exagération des actes réflexes, le phénomène morbide se déclarerait dès la formation de la lésion encéphalique. Il n'en est rien ; et si dans les premiers jours qui suivent une attaque de paralysie la sensibilité réflexe cutanée est plus grande que dans les conditions normales, il est certain que les caractères morbides des réflexes musculaires ne se révèlent jamais qu'à partir de la formation de la sclérose latérale.

A une époque qui n'est pas très éloignée de nous, on a voulu mettre sur le compte d'une névrite périphérique la contracture secondaire des hémiplégiques. Cette hypothèse n'a pas été confirmée par les faits car les lésions des nerfs qui se rendent aux muscles contracturés, malgré l'exactitude de la description tracée par M. Cornil, ne sont rien moins qu'exceptionnelles.

Nous avons eu déjà l'occasion de dire que, suivant le professeur Hitzig, la contracture permanente des hémiplégiques serait tout simplement une sorte de mouvement associé excessif. Nous nous permettons de ne pas partager la manière de voir de M. Hitzig : en effet, si les causes ordinaires des mouvements associés exagèrent la contracture permanente, il ne s'en suit pas que la contracture elle-même soit une résultante de mouvements associés ; c'est là une pétition de principe. D'ailleurs, pendant le sommeil, lorsque tout le côté valide est immobile, la contracture du côté paralysé, bien qu'un peu relâchée, subsiste encore avec les attitudes forcées qui la caractérisent.

Enfin l'existence constante d'une sclérose ou d'une myélite latérale dans le cas de contracture secondaire a pu faire considérer le faisceau latéral de la moelle épinière comme l'appareil de tous les symptômes spasmodiques : « Si la paralysie flasque, dit M. Bouchard, est attribuée à bon droit à la simple interruption mécanique des cordons antéro-latéraux, cette période plus avancée où la paralysie s'accompagne de contracture peut être considérée comme l'effet de la myélite scléreuse des mêmes cordons survenant dans le cours de leur dégénération secondaire » (1). Certaines données de physiologie peuvent confirmer cette manière de voir; ainsi, il y a déjà quelques années, M. Chauveau a noté que la piqûre superficielle ou le grattage de la surface des cordons latéraux fait naître des convulsions dans les muscles.

Nous croyons, avons-nous dit, que, d'une manière générale, toutes les contractures permanentes sont le résultat d'une irritation permanente des grandes cellules motrices de la moelle épinière. Dans certains cas cette irritation est parfaitement localisée à la substance grise, par exemple dans l'empoisonnement par la noix vomique. Dans d'autres cas elle se fait par propagation, et c'est là précisément ce qu'on observe dans la dégénération secondaire de cause cérébrale.

En effet tout démontre que le faisceau pyramidal a, pour ainsi dire, comme objectif fonctionnel les cellules des cornes antérieures de la moelle. Il n'a même d'action que sur elles et par elles. Elles sont aux différents étages de l'axe spinal, comme des postes d'arrivée, aussi indispensables à l'exécution des mouvements volontaires que la substance grise d'où il émane et qui lui donne ses commandements. En un mot, il représente un des principaux excitants naturels de la substance grise. La sclérose de ce faisceau doit donc fatalement retentir sur les cellules de la corne antérieure; et comme cette sclérose est indélébile, comme elle constitue dans l'axe médullaire une véritable cicatrice systématique, l'irritation qu'elle exerce

---

(1) *Dict. encycl.* Art. *moelle*, p. 670.

par continuité sur les éléments moteurs, implique nécessairement la permanence du symptôme qui caractérise
l'activité de la cellule motrice.

Dès lors, toutes les affections spinales dans lesquelles
l'altération du cordon latéral se présente sous la même
forme que la sclérose descendante des apoplectiques, se
traduiront par une symptomatologie équivalente. Ainsi,
dans l'atrophie cérébrale, s'il existe une contracture permanente, c'est à la condition que la sclérose dans l'encéphale intéresse les circonvolutions motrices, c'est-à-dire
celles-là seulement dont la destruction peut et doit entraîner une dégénération secondaire. Nous pourrions en
dire autant de la pachyméningite cervicale hypertrophique, à une certaine période, ainsi que de la compression de
la moelle épinière par une tumeur intra-spinale.

Enfin, dans l'hystérie, la contracture se produit encore
dans des conditions identiques. La grande hystérie convulsive est une affection dans laquelle les troubles fonctionnels du faisceau pyramidal jouent un rôle capital, et nous
aurions pu reproduire des observations de contracture
hystérique permanente tout à fait comparables à des observations de contracture hémiplégique ou paraplégique.

Dans le cas de dégénération latérale descendante, la
contracture résulte donc toujours d'une irritation permanente des cellules motrices *par continuité*. Quand cette
irritation a pour point de départ une lésion passagère des
fibres nerveuses, l'état spasmodique ne dure pas, et parmi les altérations passagères du cordon latéral à la suite
desquelles peut se déclarer une contracture transitoire,
nous invoquerons ces piqûres des faisceaux latéraux faites par Chauveau et dont nous rappelions précédemment
l'importance historique.

Dans le même ordre de faits il faut rappeler encore que M. Pitres a cité des cas de contracture primitive à l'occasion d'hémorrhagies du centre ovale, mais avec disparition très rapide de ce symptôme. Or, on sait que la contracture primitive des apoplectiques se produit presque toujours à l'occasion d'une lésion de l'écorce et qu'elle peut durer pendant plusieurs jours. Il semble donc ressortir de toutes ces observations physiologiques ou cliniques, que l'action d'une fibre nerveuse irritée s'épuise rapidement quand cette fibre est simplement séparée de la cellule d'où elle émane, tandis que, si la cellule motrice est sous le coup d'une irritation permanente, il en résulte une contracture aussi durable que la cause irritante.

Mais, c'est surtout dans la sclérose latérale amyotrophique que nous pouvons trouver les preuves les plus convaincantes à l'appui de la thèse que nous soutenons, à savoir que le cordon latéral ne possède pas en lui-même les éléments propres d'une activité musculaire prolongée, mais simplement les excitateurs des éléments fondamentaux de cette activité musculaire. Cette maladie, à une certaine période de son évolution, peut être rigoureusement assimilée à la sclérose latérale descendante, et la contracture en est un des symptômes précoces les plus constants. Cependant nous avons vu son existence d'abord mise en doute, puis fortement combattue par M. Leyden ; cela tient évidemment à ce que le professeur de Berlin n'a pas examiné la maladie en temps opportun (1), dans sa période de début, alors que la lésion du cordon latéral est dominante. En effet, du jour où les cornes antérieures sont prises, le syndrome clinique peut changer et la con-

---

(1) Voy. CHARCOT, *Leçons de la Salpêtrière*, in *Progrès médical* 16 janvier 1879.

tracture disparaît pour faire place à la flaccidité, car la moelle épinière ne renferme plus en elle les seuls éléments capables d'entretenir une activité musculaire en permanence.

Dans la sclérose latérale, lésion indispensable de la contracture secondaire des hémiplégiques, nous constatons une série de faits absolument identiques, sinon par la durée, au moins par l'ordre de leur évolution ; car s'il advient que la dégénération descendante se complique d'une atrophie des cornes antérieures, la flaccidité du début se substitue de nouveau à la contracture.

Tous ces faits démontrent donc que la modification pathologique spéciale, à laquelle on doit rapporter la permanence de l'activité musculaire chez les hémiplégiques ne réside pas dans le cordon latéral, mais dans la corne antérieure de la substance grise et particulièrement dans les grandes cellules d'où proviennent les racines antérieures. Ainsi, la sclérose dégénérative du faisceau pyramidal ne joue pas d'autre rôle que celui d'un agent provocateur ; mais elle n'est pour rien dans l'exécution et, si l'on admettait qu'elle seule suffît à faire naître la contracture permanente, on se rangerait par là même à la théorie anatomique de M. Huguenin qu'aucun fait physiologique ou clinique n'a encore justifiée.

Aussi, n'est-on plus en droit de dire « la contracture permanente est le symptôme de la lésion des cordons latéraux, comme l'ataxie est le symptôme de la lésion des zones radiculaires postérieures (1) ». Sans doute c'est dans les cas de sclérose latérale que la contracture persiste le plus longtemps ; mais il est d'autres affections où le

____

(1) GRASSET, *Maladies du système nerveux*, t. I, p. 366.

faisceau pyramidal est absolument respecté et dans lesquelles cependant la contracture peut acquérir une importance symptomatique considérable.Dans l'ataxie, par exemple, surtout à la première et à la seconde période, on
peut voir se produire des contractures locales, souvent assez tenaces. Il y a même peu d'observations complètes
d'ataxie locomotrice progressive où ce symptôme ne soit
signalé, et nous avons remarqué un certain nombre de
relations cliniques de Vulpian, Duchenne, Topinard, qui
sont à cet égard aussi démonstratives que possible.

D'ailleurs l'interprétation de ces faits est des plus simples. Si l'on se figure par une vue schématique, que les
cellules antérieures de la moelle épinière sont l'aboutissant
de deux systèmes de fibres centripètes, dont l'un est représenté par le faisceau pyramidal, tandis que l'autre renferme toutes les fibres de la sensibilité musculaire qui
sont contenues dans l'ensemble des racines postérieures,
il est aisé de comprendre que la lésion du tabes dorsal
ataxique doit jouer, vis-à-vis de ces cellules motrices, le
même rôle que la sclérose du faisceau pyramidal. En réalité, les choses se passent bien conformément à cette conception théorique des connexions des cellules motrices ; les
fibres sensitives des muscles sont des agents excitateurs de
l'activité réflexe, au même titre que les fibres du faisceau
pyramidal sont les agents excitateurs de l'activité volontaire. Toutefois, les effets morbides qu'engendrent les lésions de ces deux ordres d'agents ne peuvent pas assurément se traduire sous une forme identique ; et, s'il est
une maladie dans laquelle la contracture soit un symptôme
en apparence paradoxal, c'est bien au premier chef l'ataxie locomotrice progressive. Aussi, ce symptôme n'est-il
jamais que transitoire et n'apparaît-il que dans la pre-

mière ou la seconde période, c'est-à-dire quand l'arc diastaltique n'est pas encore rompu, alors seulement que le
processus irritatif développé dans les cordons postérieurs
ne fait qu'exagérer l'excitabilité du centre de réflexion.

En résumé, qu'il s'agisse d'une action directe exercée
sur les cellules motrices de la corne antérieure par un
agent toxique tel que la noix vomique, ou que l'on considère
une action à distance mais par continuité, suscitée par un
processus irritatif né dans le faisceau pyramidal ou dans
la portion centripète des arcs musculaires réflexes, la
contracture, considérée en tant que tonicité exaltée, n'est
durable qu'à la condition que les cellules motrices de la
moelle demeurent absolument intactes. La sclérose latérale
amyotrophique en est la meilleure preuve.

A tous ces titres, doit paraître justifiée la synonymie de
strychnisme spontané attribuée par M. Charcot à la
contracture permanente.

CHAPITRE IV

Interprétation physiologique des variations de la contracture.

Envisagée comme une exagération du tonus normal, la contracture elle-même peut être considérée comme une sorte de réflexe en permanence, analogue aux spasmes tétaniques, à cette différence près qu'elle est moins violente et plus persistante. En outre, chez les hémiplégiques, elle affecte de préférence certains groupes musculaires et spécialement les muscles de la flexion. Mais, nous avons vu que tous les muscles, quels qu'ils soient, sont simultanément contractés, au moins dans les hémiplégies totales ; l'attitude invariable qui résulte de cette synergie correspond à l'état d'équilibre définitif créé par la résultante de toutes les actions musculaires.

Toutefois, cet équilibre qui caractérise les contractures hémiplégiques parfaites peut être influencé momentanément par des causes nombreuses.

Le plus souvent il s'exagère, et c'est alors que tout le côté hémiplégié peut devenir le siège d'une contracture rigide insurmontable. Parmi ces causes il faut signaler en première ligne l'influence des émotions qui provoquent une augmentation immédiate de la raideur musculaire. Si l'on résiste à la contracture, si l'on tente, par exemple, de défléchir les doigts repliés dans la paume de la main, on éprouve aussitôt une résistance beaucoup plus grande. L'électrisation produit encore le même résultat : Duchenne (de Boulogne) a consacré à ce fait un chapitre des plus intéressants qu'il a intitulé : *La contracture permanente des muscles annonce un travail irritatif central qui contre-indique l'emploi de la faradisation localisée.*

Bien d'autres procédés encore sont capables de déterminer cette sorte d'accidents, mais ils sont tous de la même nature puisqu'ils ont pour premier effet de réveiller l'impressionnabilité de la moelle épinière par la voie centripète. A un moment donné, si on prolonge cette excitation périphérique, la substance grise, qui conduit les impressions bien au-delà du point où celles-ci se refléchissent, les transmet à distance jusqu'à des régions plus ou moins éloignées du centre excito-moteur irrité; et c'est ainsi que l'on peut observer une sorte de spasme, quelquefois assez violent pour simuler un tétanos unilatéral. On peut rapprocher encore des faits de ce genre les attaques épileptiformes provoquées par la trépidation spinale. Enfin il va de soi que la moelle épinière étant dans un état d'hyperexcitabilité permanente, éprouvera plus vivement les effets de la strychnine. Dans un mémoire célèbre « sur l'usage de la noix vomique dans le traitement de la paralysie », Fouquier a longuement insisté sur ce fait que le médicament agit beaucoup plus sur le côté paralysé que sur le côté sain (1) :

---

(1) Voy. CHARCOT. *Cours d'anatomie pathologique à la Faculté de médecine. Progrès médical*, 1870.

cela n'a rien que de très-naturel puisqu'en pareil cas l'effet du strychnisme spontané et celui du strychnisme artificiel s'ajoutent l'un à l'autre.

En parlant des compressions lentes de la moelle épinière et de leur traitement, M. Bouchard a également fait mention de l'influence plus prononcée de la strychnine sur les membres paralysés : « La strychnine provoque même à petite dose des convulsions des membres inférieurs, un empoisonnement limité à la région de la moelle située au-dessous du point comprimé (1). »

Enfin parmi les causes qui développent ou exagèrent le plus facilement la contracture, il faut compter une série d'irritations musculaires qu'on pourrait ranger dans un chapitre intitulé : *Causes traumatiques de la contracture.*

Il nous a été donné d'observer plusieurs faits de cette nature, parmi lesquels le cas de la femme Calv..... (Observ. XVI). Il s'agit d'une hémiplégique atteinte d'une contracture très légère et ne mettant pas obstacle au mouvement de la marche (2); c'est à peine si l'on constatait chez cette malade une légère claudication. Un jour, cette femme fait une chute ; elle éprouve une assez forte contusion de la jambe paralysée, et, dès ce moment, il lui devient impossible de faire un pas. La jambe est raide, douloureuse, tendue ; en un mot une contracture des plus violentes a succédé à une contracture presque latente. On constate en outre, que non seulement la jambe blessée est devenue rigide, mais aussi le bras droit, qui n'avait subi qu'une très légère atteinte d'hémiplégie.

---

(1) *Dict. encyc.* Art. *moelle*, p. 673.

(2) Ce cas a été tout récemment commenté dans une note fort intéressante de M. Terrier, insérée dans la *Revue mensuelle de médecine et de chirurgie*, Décembre 1879.

L'explication des faits de ce genre est des plus simples, si l'on connaît l'existence des nerfs musculaires centripètes dont nous avons parlé précédemment. Le tiraillement des terminaisons nerveuses (1) provoque, dans le centre réflexe plus susceptible que de coutume, une réaction soudaine, vive et durable, qui n'est autre que la contracture du muscle excité.

Et puisque nous touchons à la question des nerfs musculaires sensibles, il nous paraît indispensable d'insister un peu sur cette cause générale de la contracture qui réside à la périphérie, dans le muscle lui-même, et sur laquelle la lumière est encore bien loin d'être faite.

Déjà, nous avons dit qu'au point de vue anatomique, l'existence des nerfs musculaires à courant centripète semble être aujourd'hui un fait démontré. Sous le rapport physiologique, les preuves sont peut-être moins évidentes; mais la pathologie nous fournit à l'égard de ces nerfs, des données très positives. Ce n'est que par l'excitation forcée d'un muscle que nous voyons se développer ces contractures. Dans la très-grande majorité des cas, il s'agit même d'un traumatisme *articulaire*, c'est-à-dire d'une circonstance qui favorise au plus haut degré les tiraillements des muscles insérés au voisinage de la jointure. De longue date ce genre de contractures a été signalé : les plus anciens chirurgiens en ont fait mention, mais il faut arriver jusqu'à ces dernières années pour voir leur signification pathologique estimée à sa juste valeur. Duchenne (de Boulogne), dans son traité de l'*Electrisation localisée*, a encore consacré un chapitre entier aux *contractures réflexes ascendantes par traumatisme articulaire*, et cepen-

---

(1) Tschirjew, *Arch. de physiol.*, 1879, n°s 2 et 3.

dant ce genre de contractures n'a jamais été bien minutieusement décrit ; si tous les chirurgiens le connaissent,
il en est peu qui en aient fait l'histoire étiologique, et il
n'y a pas longtemps qu'on les a qualifiées de réflexes, et
qu'elles ont été l'objet d'études spéciales. La tarsalgie des
adolescents, qui n'est autre chose qu'une contracture des
muscles plantaires, n'aurait pas, selon M. Gosselin, d'autre
cause qu'une affection articulaire primitive. Dans le même
ordre de faits, M. Valtat, à l'instigation de M. Lefort, a
fourni la véritable raison anatomique de certaines atrophies musculaires consécutives aux maladies des articulations ; à coup sûr ces atrophies ne sont que le dernier
terme d'une contracture prolongée des muscles périarticu-
laires, et la cause la plus prochaine de cette contracture
réside incontestablement dans l'irritation des nerfs musculaires centripètes.

En résumé, les contractures réflexes sont plus prononcées dans les maladies des articulations pour la simple
raison que le tiraillement des muscles est toujours plus
énergique au niveau des insertions articulaires, c'est-à-
dire dans une région où les muscles intéressés ont leur
moment mécanique. En regard de l'observation de la
femme Calv... relative à une exagération de contracture
par traumatisme musculaire, il nous est donc permis de
renvoyer aux observ. XXII, XXIII, XXIV, que nous
devons à l'obligeance de M. Segond, et qui ont trait à trois
blessés affectés de contracture douloureuse et permanente
à la suite de contusions articulaires.

Enfin nous ajouterons que l'hémiplégie des hystériques,
type accompli d'hémiplégie avec contracture, présente,
sous ce rapport, identiquement les mêmes caractères que
l'hémiplégie de cause cérébrale. Nous avons vu plus

d'une fois, dans le service de **M. Charcot** à la Salpêtrière, la malade Gen..., atteinte d'une contracture permanente, devenir tout d'un coup rigide et comme tétanisée sous l'influence des nombreuses violences auxquelles l'exposaient ses accès délirants.

De tout ce qui précède il est facile de tirer la cause physiologique des contractures latentes.

Toutes les contractures hémiplégiques résultent d'une sclérose latérale ; mais cette sclérose peut être plus ou moins prononcée ; tantôt elle est absolument confluente, cicatricielle, englobe la totalité du faisceau pyramidal ; tantôt, au contraire, elle est discrète, n'entraîne pas de rétraction apparente du cordon latéral, et si l'on examine la lésion au microscope, il est facile de distinguer un certain nombre de tubes nerveux intacts, disséminés dans l'aire de la tache dégénérative. Les étages de l'axe gris auxquels sont destinés les filets nerveux demeurés sains ne subissent donc pas l'influence irritante à laquelle sont condamnés pour toujours les centres spinaux où aboutissent les conducteurs dégénérés ; et, partant, les muscles qui ont leur source d'incitation nerveuse au niveau des points de la moelle ainsi épargnés conservent tous les caractères physiologiques de la tonicité normale. Mais il n'en est pas moins vrai que le voisinage du tissu inodulaire, au milieu duquel circulent les tubes nerveux indemnes de dégénération secondaire, peut, à un moment donné, favoriser l'hyperexcitabilité des parties saines ; à l'occasion d'un mouvement volontaire, par exemple, les centres spinaux réagissent plus énergiquement que de coutume, et l'état de contracture, permanent lorsqu'il s'agit d'une lésion par *continuité*, peut souvent apparaître d'une façon transitoire, sous l'influence d'une lésion par *contiguïté*.

Ce que nous disons là n'est pas une hypothèse; nous l'avons plusieurs fois constaté à l'autopsie d'un certain nombre d'hémiplégiques chez lesquels la contracture était latente, et l'examen microscopique nous a démontré de la façon la plus nette que toujours en pareil cas la dégénération secondaire était loin de comprendre la totalité du faisceau pyramidal.

Quoi qu'il en soit, la condition nécessaire des contractures de ce genre est l'état d'*opportunité spasmodique* engendré par l'hyperexcitabilité des centres médullaires. Qu'on ait affaire à un cas de dégénération secondaire matériellement appréciable, ou qu'il s'agisse d'une exaltation de la réflectivité propre à une disposition morbide, indéfinissable par l'anatomie pathologique, comme l'hystérie, peu importe. L'essentiel est que les centres soient sous le coup d'un processus irritatif constant, soit mécanique soit dynamique.

En poursuivant dans ce sens la recherche des causes qui président à l'apparition de la contracture, on pourrait généraliser aisément ce que nous avons dit de la tonicité pathologique des muscles, à tous les cas d'hémichorée et d'hémiathétose qui succèdent si fréquemment à l'apoplexie cérébrale; et voici dans quel ordre hiérarchique il nous semblerait permis de ranger les phénomènes de cette nature.

S'il existe une sclérose latérale complète, englobant dans son tissu morbide la totalité du faisceau pyramidal, la contracture est invariable dans sa forme, constante dans sa durée, par conséquent absolument indélébile. A côté des faits de ce genre, trouvent place les contractures de moyenne intensité qui permettent encore aux membres paralysés d'exécuter quelques mouvements volontaires.

Mais entre ces derniers cas, d'ailleurs fort communs, et ceux dans lesquels l'état spasmodique ne se révèle qu'à l'occasion de certaines causes irritantes (nous voulons parler des contractures latentes), il existe une catégorie de transition, dont l'interprétation est d'une importance capitale. Chez les malades auxquels nous faisons allusion, les membres, légèrement contracturés, sont animés, tant que dure l'état de veille, de mouvements involontaires, lents, non rhythmés et qui d'ordinaire se succèdent alternativement dans le sens de la flexion et dans le sens de l'extension. Généralement, c'est aux extrémités des membres, dans les doigts et dans les orteils qu'ils sont le plus apparents. Entre cela et l'athétose, il n'y a donc qu'une différence presque insensible. Or, s'ils se produisent uniquement dans l'état de veille, nous pensons qu'il faut les attribuer à ce que les muscles ne sont jamais complétement relâchés ; « *l'appréhension* », invoquée par M. Dally, joue ici le rôle principal. Le malade n'est pas sûr de son membre, il le tient mal ; on pourrait dire que ce membre le gêne ; et les plus faibles mouvements d'un groupe musculaire entraînant par la tension passive du groupe antagoniste une exagération pathologique de la tonicité de ce dernier groupe, celui-ci se contracte à son tour, provoque de la même façon une réaction des muscles opposés, et ainsi de suite, indéfiniment, jusqu'au moment où le sommeil permet à tout l'appareil musculaire d'entrer en résolution.

Puis, viennent les cas de contracture latente sur lesquels nous nous sommes suffisamment étendu.

Enfin, dans l'athétose vraie qui n'implique pas la lésion dégénérative de la sclérose latérale, l'irritation permanente du faisceau pyramidal occupe dans le névraxe une localisation plus élevée. La plupart des autopsies ont démontré qu'en pareille circonstance le faisceau pyramidal n'est pas intéressé dans sa continuité : un foyer de ramollissement occupe le noyau lenticulaire ou la couche optique tout à fait à proximité de la capsule interne. Mais s'il n'y a pas de raison pour qu'une altération de ce genre détermine une dégénération secondaire, le voisinage immédiat de ce foyer devient pour les fibres pyramidales une imminence spasmodique permanente qui se traduit par les mouvements alternatifs de flexion et d'extension dont nous avons précédemment cherché à expliquer la cause.

Le même état d'opportunité est réalisé dans l'hystérie par cette condition toute spéciale que M. Charcot a désignée sous le nom d'hyperexcitabilité musculaire. Il n'y a pas à invoquer ici de lésion de la substance blanche ; le centre de l'arc réflexe est impressionnable au plus haut degré, et cela suffit.

Ainsi, entre les cas de contracture transitoire par traumatisme articulaire, chez les sujets bien portants, et les cas de contractures permanentes survenues chez les hémiplégiques ou des hystériques en état d'imminence spasmodique, il n'y a que des différences insensibles. Chez un sujet sain, l'ébranlement d'un groupe musculaire détermine une convulsion tonique de ce muscle ; et si le traumatisme est violent, cette convulsion tonique se transforme en contracture (Voy. obs. XXII, XXIII, XXIV). Mais, chez un hémiplégique, l'irritation du centre musculaire sensitif peut n'être que très légère et cependant la contracture en sera la conséquence (Voy. obs. XVI). Duchenne rapporte à cet égard un fait des plus curieux (1). Un étu-

---

(1) *Electrisation localisée*, 1872, p. 117.

diant en médecine avait été frappé d'apoplexie. L'hémiplégie s'était dissipée progressivement en une année ; mais
les mouvements volontaires étaient gênés par la contracture continue de quelques muscles, surtout des fléchisseurs
de l'avant-bras et de la main. Ce jeune homme croyait
qu'on pouvait sans danger appliquer, dans tous les cas,
la faradisation au traitement de l'hémiplégie cérébrale.
« Ayant mis en action un appareil d'induction, dont les
intermittences marchaient avec une grande rapidité à l'aide
d'un trembleur, il prit dans chaque main un cylindre métallique excitateur de manière que le courant de l'hélice
parcourut ses nerfs brachiaux des extrémités aux centres.
Au moment où le courant commença à passer, ses mains
se fermèrent avec une grande force, sans qu'il pût lâcher
les cylindres. Sentant alors que son membre paralysé se
contracturait très douloureusement, il eut la présence
d'esprit de renverser d'un coup de pied la pile de Bunsen
qui faisait marcher son appareil d'induction. Le courant
s'arrêta à l'instant, mais il était trop tard ; son action, qui
n'avait duré que quelques secondes, avait déjà occasionné
les plus grands désordres ; la tête était extrêmement douloureuse ; *la contracture avait gagné tout le côté malade* et, une heure après, le pauvre jeune homme, qui était
seul dans sa chambre, fut trouvé étendu sur le plancher,
se roulant dans des convulsions... sa vie fut pendant plusieurs jours en danger... *les contractures douloureuses
et comme tétaniques persistèrent plusieurs semaines.* »

Ce qui s'est passé chez le malade de Duchenne peut se
produire d'une façon absolument identique chez des hystériques anesthésiques. Nous avons bien souvent répété cette
expérience, en atténuant le procédé, et toujours nous
avons obtenu, par la faradisation légère, une contracture

permanente du membre électrisé ; en augmentant l'intensité du courant et le nombre des interruptions, nous avons pu même provoquer la généralisation de cette contracture, non-seulement dans tout le côté malade mais encore jusque dans le côté sain. Il est vrai que nous disposions de moyens rapides et souverains pour dissiper la contracture chez les malades, sujets d'expérience.

CHAPITRE V

Etat physiologique des muscles contracturés.

Il nous reste à dire quelques mots sur l'état physiologique des muscles atteints de contracture.

Déjà nous avons vu que la contracture représentait une
forme de l'activité musculaire. L'application de la bande
d'Esmarch en fournit la meilleure preuve. Mais, d'autre
part, il est certain que l'activité incessante d'un muscle est
un fait paradoxal, au moins en apparence, surtout
si l'on considère que la seule forme sous laquelle les
muscles traduisent leur activité est la contraction.

La contracture n'est donc pas une contraction prolongée.
Il est d'ailleurs bien facile de s'en assurer : un muscle
contracturé, si contracturé qu'il soit, peut toujours se contracter ou se raccourcir davantage sous l'influence de la
faradisation ; et la méthode graphique permet déjà de reconnaître que la ligne musculaire, dans le cas de contracture, occupe un niveau intermédiaire à la contraction et à
l'état de flaccidité. Cette constatation se fait aussi aisément que possible, chez les malades hystériques auxquelles on peut donner des contractures à volonté (1).

---

(1) E. Brissaud et Ch. Richet. *Congrès médical d'Amsterdam*, 1879.

Nous savons aussi, d'après les expériences de Cl. Bernard précédemment citées, que l'état d'un muscle au repos n'est pas, sous le rapport des combustions dont il est le siège, l'équivalent d'un muscle paralysé flaccide. L'état de repos, c'est l'état de tonicité pure et simple ; il est donc très vraisemblable que, si la tonicité normale ne produit pas la *fatigue musculaire*, une exagération très légère de cette tonicité ne la produira pas davantage.

Mais, entre l'exagération de la tonicité et la contraction vraie, la limite est impossible à établir ; et comme l'activité musculaire, si faiblement qu'elle se manifeste, détermine forcément une série de phénomènes chimiques et physiques, dont l'analyse est réalisable dans l'état de *contraction*, il est certain, à priori, que ces mêmes phénomènes physiques et chimiques se produisent bien qu'à un moindre degré dans les cas de simple *contracture*.

Parmi ces phénomènes, il en est deux que nous avons étudiés plus particulièrement, en raison de leur importance : le bruit musculaire, et le développement de chaleur dans les muscles en contraction.

Nous avons déjà présenté à la Société de Biologie les résultats de ces recherches, et nous ne voulons en donner ici qu'un résumé très succinct.

L'activité musculaire d'un muscle contracturé se traduit par un bruit, comme l'activité d'un muscle en contraction. Mais tandis que le muscle contracté produit un bruit de roulement, régulier, sonore (bruit rotatoire), constant dans le chiffre de ses vibrations, le muscle contracturé ne produit qu'un bruit faible, irrégulier, saccadé, avec des interruptions, des intermittences. Il semble que les fibres musculaires se contractent les unes après les autres, en se substituant les unes aux autres, en se suppléant sans cesse, les unes plus fortes, les autres plus faibles. Ces observations nous ont aussi permis de conclure qu'il n'y a pas dans les contractures anciennes de cause organique, une sorte de prédilection pour certains groupes musculaires voués invariablement à l'état spasmodique permanent. Les extenseurs et les fléchisseurs ne présentent sous ce rapport aucune différence.

Enfin, l'activité musculaire de la contracture doit se traduire par un développement de chaleur. Nous avons recherché avec M. Régnard (1) à déterminer, par la méthode de Becquerel, dans quelles conditions thermiques se trouvent les muscles contracturés ; mais les résultats auxquels nous sommes arrivés, bien que contradictoires, ne paraissent infirmer en rien nos conclusions.

Les muscles contracturés dans l'hémiplégie sont invariablement plus froids que les muscles du côté sain. La différence est assurément très faible, quelques dixièmes de degré tout au plus ; mais c'est là un fait certain, et qui est même d'une constance remarquable.

Or, nous avons expérimenté sur des malades qui venaient de marcher, qui, pour se rendre dans la salle où le galvanomètre était isolé, avaient produit, du côté sain, d'autant plus de chaleur que leurs membres contracturés travaillaient moins. La chaleur produite par le travail musculaire persiste un temps considérable ; et il est naturel que cette petite différence en faveur des membres valides ne se soit constamment accusée que sous l'influence de la marche.

Si nous avons signalé en terminant les résultats négatifs de ces expériences, c'est afin qu'il ne nous fût pas reproché

____

(1) Voy. *Soc. Biol.*, Janvier 1879.

d'avoir négligé une preuve de la plus grande valeur. Dans les conditions où nous étions placés, cette preuve a été contre nous. La conclusion que nous en tirons, — car nous ne nous tenons pas pour battus — est que, pour apprécier d'une façon absolue la différence de température des membres sains et des membres contracturés chez les hémiplégiques, il faudrait explorer les muscles pendant le sommeil des malades, c'est-à-dire dans des conditions à peu près irréalisables.

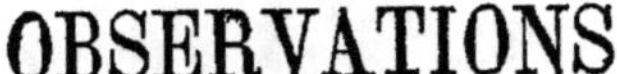

OBSERVATIONS

OBSERVATION I.

Epilepsie, Délire épileptique. Accès impulsifs. Pneumonie. Mort. Lésion de la partie la plus antérieure de la capsule interne (résumé). Observation due à l'obligeance de M. le Dr Bourneville.

La nommée Jeanne Bes... âgée de 67 ans, habite la Salpêtrière depuis 1860. Elle y a été admise pour des accès d'épilepsie avec crises délirantes. Elle appartient à une famille de névropathes et dans son enfance elle était sujette à des frayeurs sans raisons. Jusqu'à l'âge de 28 ans, elle eut de nombreux étourdissements : de temps à autre, au lieu de manger, elle s'endormait dans un coin. A l'âge de 33 ans, on la trouve un jour à genoux sur son lit, ne sachant ce qu'elle faisait ni où elle était. On peut supposer aujourd'hui qu'il s'agissait là d'une de ses premières attaques. En effet, à partir de cette époque, Jeanne Bes... fut atteinte d'accès épileptiques parfaitement caractérisés, diurnes et nocturnes, survenant en moyenne tous les deux ou trois jours. En dehors de ces crises, elle était encore sujette à des peurs, à des terreurs, à de grandes inquiétudes ; il lui semblait qu'elle tombait dans un précipice, qu' « *elle faisait un mauvais coup* ». Souvent elle se précipitait devant elle comme pour fuir, sans voir les obstacles. Cela durait 2 ou 3 minutes, puis elle restait dans un état d'hébétude, regardant les personnes qui l'entouraient comme si elle les voyait pour la première fois, et ne reprenait connaissance qu'après un quart d'heure environ. Elle était violente dans les périodes intermédiaires à ses crises ; elle a des colères, elle veut battre les infirmières. — Dans l'après-midi, elle fait un « ramassis » de tout ce qu'elle trouve, croûtes de pain, papiers, viande, et mange continuellement, *afin, dit-elle, de calmer ses fringales.* Somme toute, déchéance intellectuelle avec accès convulsifs et crises épileptiques larvées.

Au mois de janvier 1879, la malade est prise de fièvre avec gonflement des jambes et des paupières, palpitations de cœur et congestion pulmonaire ; aucune trace de paralysie ; elle succombe le 25 janvier 1879.

Autopsie le 26 janvier. — Outre les lésions de la pneumonie et quelques lésions viscérales telles que corps fibreux utérins, congestion du foie, hypertrophie cardiaque et végétations mitrales, on constate dans le cerveau les altérations suivantes :

A l'inspection de la face inférieure de l'encéphale, on remarque une dégénération de la partie la plus interne du pédoncule cérébral droit. Cette dégénération occupe le cinquième interne du pédoncule, parfaitement circonscrite et se distinguant nettement des faisceaux pédonculaires sains par sa coloration grise.

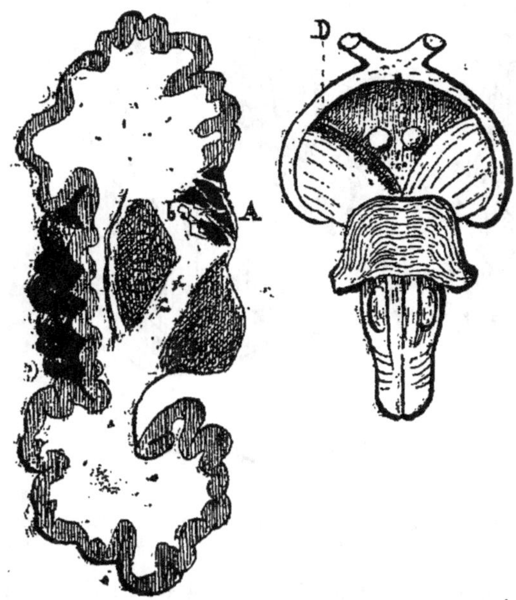

Fig. 31. — A, Transformation du noyau caudé en une petite cavité qui empiète sur la partie la plus interne du segment antérieur de la capsule B. — C, segment postérieur de la capsule interne parfaitement sain. — D, Dégénération de la partie la plus interne du pédoncule. La protubérance et le bulbe ne présentent aucune trace de dégénération.

Dans son ensemble d'ailleurs, ce pédoncule est plus petit, plus aplati, que celui du côté opposé. La moitié droite de la protubérance annulaire est un peu déprimée, surtout dans sa moitié inférieure. Le sillon de la protubérance lui-même est légèrement dévié en bas et à droite. *Les olives et les pyramides antérieures sont absolument égales et on n'y constate aucune trace de dégénération.* Dans les hémisphères cérébraux proprement dits, on ne constate rien à la surface et dans l'hémisphère gauche ; il n'existe pas de lésion centrale, mais l'hémisphère droit est le siège d'un ramollissement dont la localisation est des plus importantes.

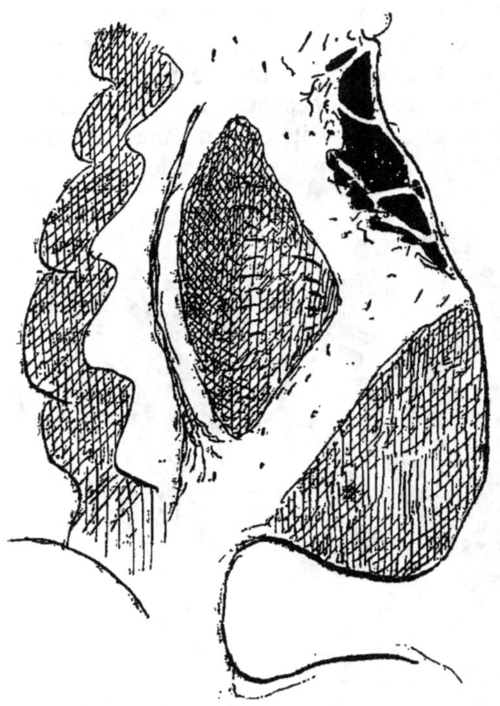

Fig. 32.— Ramollissement du noyau caudé.— On voit que c'est dans sa partie la plus interne seulement que le segment antérieur de la capsule interne est touché.

Ce ramollissement, situé dans le domaine de l'artère lenticulo-striée, a détruit toute la tête du noyau caudé qui est remplacée par une cicatrice ou une sorte de kyste d'aspect gélatineux.

Par sa partie profonde, ce ramollissement intéresse l'extrémité antérieure et interne du segment antérieur de la capsule interne. Légère induration de la corne d'Ammon.

OBSERVATION II (PERSONNELLE).

Dégénération pédonculaire interne.

Honorine Chap... âgée de soixante-cinq ans, a été admise à la Salpêtrière vers le commencement de l'année 1878. C'était à titre d'indigente qu'elle avait été reçue dans l'établissement, et comme elle n'avait aucune infirmité, elle fut employée aux ateliers de couture. Quelques jours après son entrée elle eut une attaque apoplectique qui dura deux heures et à la suite de laquelle la bouche resta déviée pendant un certain temps. On transporta la malade dans le service d'infirmerie de M. Luys ; elle y séjourna quatre mois environ, et lorsqu'elle revint à son dortoir, ses voisines remarquèrent que, malgré l'absence complète de tout signe de paralysie, elle avait la parole très embarrassée, et surtout paraissait frappée d'une diminution considérable de l'intelligence.

Peu à peu cette femme tomba presque tout à fait en enfance, et on la fit passer dans une salle de gâteuses. Depuis le commencement de 1879 elle paraît plus affaiblie que par le passé ; cependant elle se lève tous les jours, va et vient dans les cours autour du bâtiment où elle habite, mais très souvent se croit perdue, ne sait plus où elle est, appelle au secours, et les surveillantes sont obligées de la faire ramener à son lit auprès duquel elle a toutes les peines du monde à se reconnaître. Elle a tout au plus l'intelligence et surtout le caractère d'un enfant de trois ou quatre ans ; elle est sensible aux remontrances et aux gronderies comme aux récompenses ; mais elle n'est pas du tout paralysée, elle se sert de ses deux mains, elle marche sans appui, et, au dire de la surveillante, « il faut l'entendre parler pour se douter qu'elle soit paralysée. »

Au mois de mai dernier, étant assise, elle est tombée à terre tout d'un coup, sans attaque, plongée seulement dans un profond sommeil et elle resta deux jours entiers sans manger ni boire. Depuis cet accident, ses forces semblent avoir baissé davantage ; elle tombe, s'affaisse à tout instant.

Le 12 juillet 1879, la malade perd connaissance vers midi. Elle a la bouche tournée du côté droit, et les yeux sont convulsés à droite; écume aux lèvres, stertor, et par moments violentes secousses. Cependant cette femme ne paraît pas avoir perdu complètement conscience, car lorsqu'on lui parle avec une certaine énergie, elle serre la main de celui qui l'interroge comme pour témoigner qu'elle comprend.

On la transporte à l'infirmerie (service de M. Charcot, salle saint Luc, n° 2). La tête est tournée à gauche; les yeux regardent à gauche. Résolution totale des quatre membres. Respiration bruyante, mais régulière. Les traits sont tirés du côté gauche. Absence complète des réflexes cutanés ou tendineux des deux côtés.

Le coma se prolonge sans la moindre intermittence. La température s'élève progressivement de 37° à 39° 1/2. Le 16 juillet, mort.

Autopsie. — Pas de lésions des viscères abdominaux ni thoraciques.

Dans le cerveau, on constate trois lésions importantes correspondant évidemment aux trois attaques dont cette femme avait été frappée depuis dix-huit mois. Ainsi que le faisaient prévoir les quelques symptômes paralytiques qu'on avait pu reconnaître dans l'état comateux où la malade était restée plongée, il existait dans l'hémisphère droit un foyer hémorrhagique tout récent, consistant en un épanchement encore en partie liquide, formé aux dépens du territoire lenticulo-optique. Ce foyer occupe la partie inférieure et interne du noyau lenticulaire, coupe en deux parties égales le segment postérieur de la capsule interne, s'enfonce dans l'étage pédonculaire inférieur et vient se montrer à travers la pie-mère au niveau de la partie moyenne de la face inférieure du pédoncule cérébral droit. Cette lésion explique l'attaque épileptiforme qui s'était produite le 12 juillet dernier.

Sur la coupe antéro-postérieure et horizontale on voit également du côté droit, juste au milieu de la couche optique, un petit foyer ocreux de la grosseur d'un haricot. C'est sans doute à la formation de ce petit foyer qu'il faut rapporter l'attaque du mois de mai dernier à la suite de laquelle la malade était restée plus affaissée que jamais.

Enfin dans l'hémisphère gauche, on observe une lésion des plus intéressantes, consistant en un ramollissement qui occupe la partie externe du territoire de l'artère lenticulo-striée. Le noyau lenticulaire est presque totalement énucléé; il est remplacé par une sorte de loge vide de même forme et de même volume que ce noyau. Seule la partie postérieure du noyau lenticulaire est

indemne. Quant à la capsule interne, elle est complètement ramollie dans toute l'étendue du segment antérieur (E), et le noyau

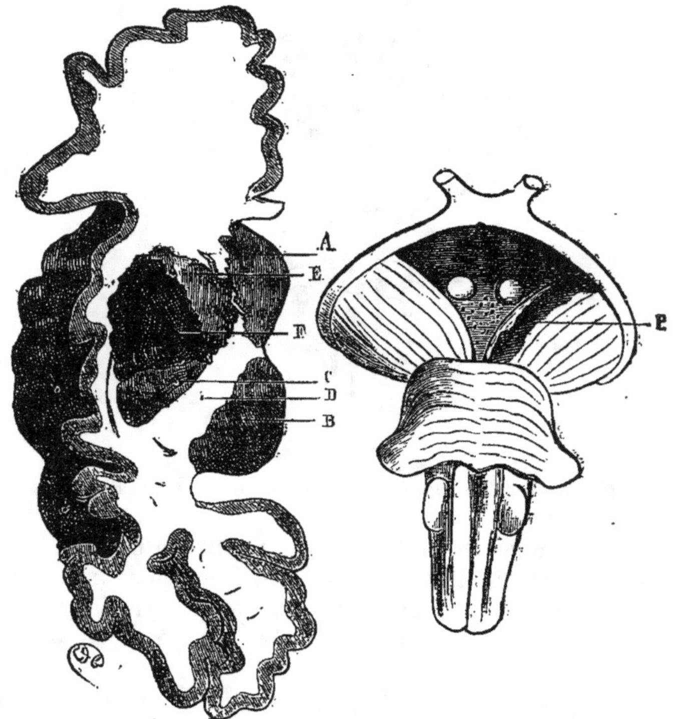

Fig. 33. — A, noyau caudé. — B, couche optique. — C, partie postérieure du noyau
lenticulaire restée saine. — D, segment postérieur de la capsule. — E, Lésion du
segment antérieur de la capsule. — F, Lacune présentant la forme du noyau lenticulaire.

caudé lui-même est atteint par la lésion. La région du genou de
la capsule paraît relativement saine ; mais tout le segment postérieur est respecté, et il est impossible d'y découvrir la moindre
altération de sa couleur normale.

Les circonvolutions sont intactes dans toutes les parties de
l'écorce cérébrale.

Le pédoncule gauche est le siège d'une dégénération grise bien
manifeste, avoisinant le bord interne, et cependant séparée de ce
bord par une toute petite bandelette de substance blanche. La
forme de la bande de dégénération n'est pas triangulaire, comme

cela se voit ordinairement dans les lésions du faisceau pyramidal.

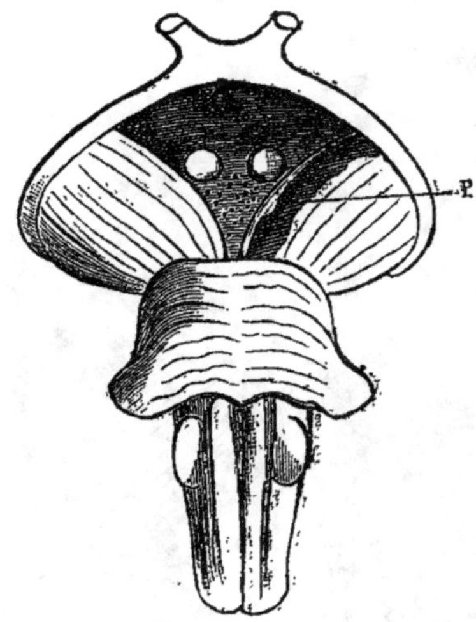

Fig. 34. — P: Dégénération du faisceau interne du pédoncule.

Elle est irrégulière et plutôt élargie au niveau de la protubérance. Cette dégénération est bien loin d'occuper tout le tiers interne du pédoncule ; en tout cas, elle n'atteint pas par sa partie postérieure le tiers moyen du pédoncule, occupé par le faisceau pyramidal.

Enfin, il n'y a pas la moindre apparence de lésion dans la protubérance ni dans le bulbe. La symétrie de ces organes est parfaite. Il est donc évident que la lésion dégénérative ne se continue pas dans la moelle épinière, mais s'arrête selon toute vraisemblance dans les noyaux de la moelle allongée.

OBSERVATION III (PERSONNELLE).

*Ramollissement du centre ovale. Dégénération pédonculaire
interne.*

Louise Th..., âgée de cinquante-huit ans, entre à l'infirmerie
de la Salpêtrière, salle Saint-Alexandre, n° 24, vers le commencement du mois de juin 1879.

Cette femme, emphysémateuse et cardiaque, est atteinte d'une
hémiplégie gauche très légère, sans paralysie faciale. On pourrait
même considérer cette hémiplégie comme à peu près guérie. La
jambe est tout à fait libre, et il ne subsiste qu'une sorte de lourdeur et de maladresse du bras gauche avec une notable diminution de la force musculaire.

La malade raconte que cette paralysie date de vingt ans environ, qu'elle a été beaucoup plus prononcée au début, mais
qu'elle s'est très rapidement améliorée, et que depuis très longtemps son état n'a subi aucune aggravation.

Vers l'époque de la guerre, en 1870 ou 1871 (elle ne se rappelle
plus bien au juste), elle a « perdu la tête », a eu des hallucinations, un peu de délire de persécution, et encore actuellement,
d'après le témoignage de la surveillante et des malades voisines,
cette femme bat un peu la campagne. Lorsqu'on lui parle, elle
semble cependant assez raisonnable, mais elle fait beaucoup
d'efforts pour rappeler ses souvenirs.

L'affection cardiaque dont elle est atteinte fait de rapides pro-
grés ; l'asystolie est caractérisée à la fin du mois de juin, et la
malade succombe le 22 juillet.

Autopsie. — (Résumée). *Encéphale.*

1° **Hémisphère droit.** Pas de lésions de l'écorce. Un foyer
d'hémorrhagie ancienne (foyer ocreux) entre la capsule externe
et le *putamen*. Ce foyer s'étend en arrière et en dedans, jusqu'au
voisinage de la capsule interne. Dans la capsule, vers la réunion
des deux tiers antérieurs avec le tiers postérieur du segment postérieur, on voit une petite tache grise, qui tranche nettement sur

la couleur blanche de la région. Des corps granuleux en assez grande abondance démontrent qu'il s'agit bien là d'un foyer de dégénération.

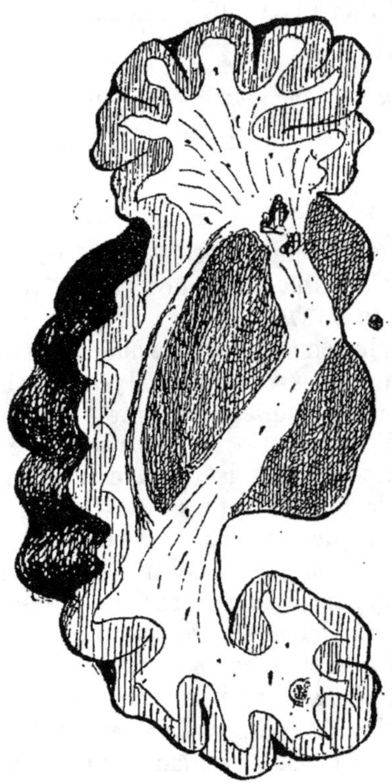

Fig. 35. — A, Foyer ocreux au lieu d'élection. B, Dégénération dans la région pyramidale de la capsule interne.

Pédoncule. — On distingue une bandelette triangulaire située à l'union des deux tiers antérieurs et du tiers postérieur. C'est la dégénération vulgaire ; elle est cependant remarquable par ses petites dimensions qui expliquent la faible importance des symptômes hémiplégiques. On constate une légère atrophie de la pyramide antérieure droite.

2° Hémisphère gauche. Rien dans l'écorce du cerveau ; mais sur la coupe horizontale et antéro-postérieure de l'hémisphère, on constate l'existence de deux petits foyers de ramollissement.

Ces deux petits foyers sont situés en avant du segment antérieur
de la capsule interne. Ils sont tous les deux environ de la grosseur d'un haricot et paraissent bien occuper le trajet des fibres
du centre ovale de Vieussens qui vont rejoindre ce segment antérieur de la capsule.

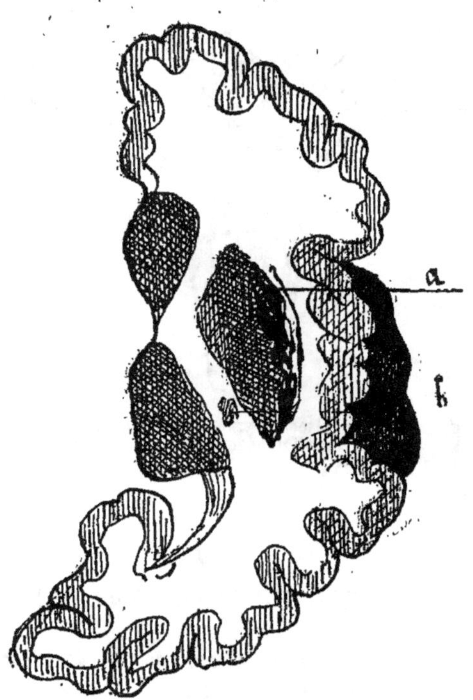

Fig. 36. — Deux petits foyers de ramollissement dans le segment intérieur
de la capsule.

Dans la capsule elle-même, on ne distingue pas de lésion. Mais
dans le pédoncule, après avoir détaché la pie-mère sous un filet
d'eau, on aperçoit très nettement une bandelette grisâtre de dégénération secondaire. Cette petite bandelette n'occupe pas tout
à fait le bord interne du pédoncule. Elle n'en est cependant séparée que par un tractus blanc très mince. Quant au faisceau
dégénéré lui-même, ses dimensions fort restreintes et sa
situation en dedans du pédoncule concordent parfaitement avec
l'étendue et le siège de la lésion dans le centre ovale. Il n'y a pas

d'atrophie ni de coloration anormale de la pyramide antérieure.

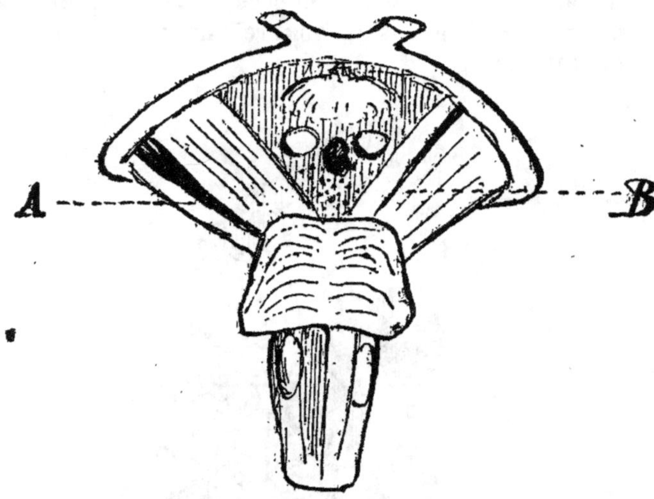

Fig. 37.— A, Dégénération du faisceau pyramidal (lésion de la partie postérieure de la capsule interne). — B, Dégénération pédonculaire interne (lésion de la partie postérieure de la capsule).

OBSERVATION IV (PERSONNELLE.)

Hémiplégie gauche avec contracture secondaire. Ramollissements multiples dans le domaine de l'artère lenticulo-optique droite. Dégénération du faisceau pyramidal. Ramollissement de l'hémisphère gauche n'intéressant pas les régions motrices mais divisant la capsule interne au niveau du genou. Dégénération consécutive du faisceau interne du pédoncule.

Mme Fourn.., âgée de 55 ans, a eu plusieurs attaques de paralysie. La première en 1872 est survenue pendant le sommeil; c'était une légère hémiplégie gauche sans aucun trouble de la parole. La deuxième attaque a eu lieu en février 1875 : celle-ci s'est produite également sans perte de connaissance, mais c'était une hémiplégie droite accompagnée d'un peu d'aphasie. Il semble même que cette aphasie ait plus particulièrement affecté l'usage des substantifs. Au mois de février 1876, d'après les renseignements consignés dans une observation recueillie par M. Pitres, elle n'avait plus qu'une petite gêne de la prononciation. On constatait encore à cette époque une paralysie légère du côté droit de la face. La langue était un peu déviée vers le côté gauche. Il existait en outre une paralysie avec contraction du membre supérieur gauche. Cette contraction était plus marquée au coude qu'à l'épaule. Dans le membre inférieur la raideur était également très prononcée, mais cependant moins qu'au membre supérieur, et elle put imprimer à sa jambe quelques légers mouvements.

Les membres du côté droit ne présentent pas de rigidité. La malade peut les remuer très facilement et elle serre très fort de la main droite. La sensibilité est conservée partout, mais la mémoire et l'intelligence sont considérablement affaiblies, et la malade est gâteuse.

Au commencement de mai 1879, cette femme se plaint d'éprouver des étourdissements. Le dimanche 5 mai à 6 h. du matin, elle perd tout à coup connaissance en poussant des gémissements. La tête est tournée du côté gauche; la respiration est forte et bruyante; les pupilles sont très largement dilatées et les yeux sont tournés à gauche. Il ne semble pas qu'il y ait eu d'attaque épileptiforme ; coma profond ; transpiration abondante. Mort le 6 mai à 11 h. du matin.

Autopsie pratiquée le 8 mai.

Aspect extérieur du cerveau. — Le lobe droit du cerveau se tient ferme et consistant ; le lobe gauche est mollasse, comme avachi ; il s'étale sur la table et présente ainsi une apparence d'hypertrophie. De ce côté toute la partie inférieure du lobe frontal est rouge, infiltrée de sang ; la méninge y est adhérente et les vaisseaux de cette membrane sont remplis par des caillots cruoriques. Ce vaste ramollissement occupe toutes les circonvolutions inférieures du lobe frontal, mais ils respectent la moitié postérieure des deux premières circonvolutions antéro-postérieures et les trois quarts supérieurs de la circonvolution frontale ascendante. En arrière il s'étend à tout le lobe pariéto-sphénoïdal. A la partie interne de l'hémisphère on constate que l'artère cérébrale inférieure n'est pas oblitérée; et en effet, le lobe carré a conservé son apparence normale. Un caillot occupe le tronc de l'artère sylvienne en aval de l'artère cérébrale antérieure ; ce caillot envoie des ramifications dans toutes les branches de la sylvienne, mais laisse intacte la partie supérieure du lobe pariétal et du lobe frontal.

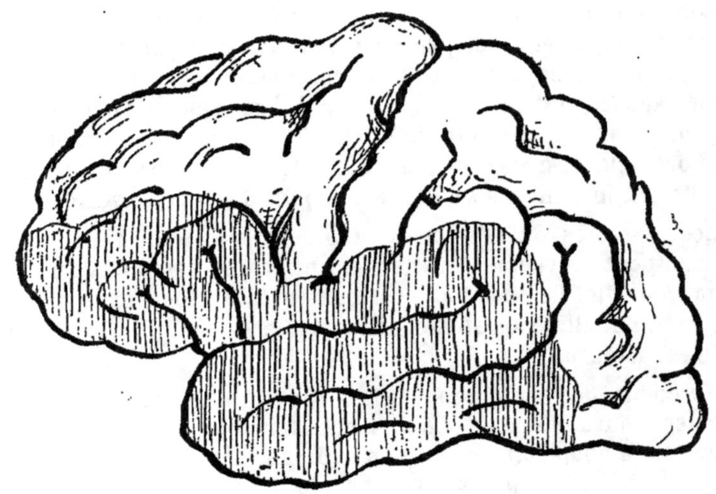

Fig. 38. — Vaste ramollissement n'intéressant pas les régions motrices de l'écorce cérébrale.

Dans toute l'étendue du ramollissement superficiel dont les limites viennent d'être décrites, les parties correspondantes du centre ovale sont complétement détruites. A la face interne de l'hémisphère on voit que la couche optique est conservée tout entière ainsi que toute la tête du noyau caudé, mais le tiers moyen du noyau caudé est complétement détruit ; il n'en reste plus trace et on n'en observe plus également que quelques vestiges à sa partie tout à fait postérieure, c'est-à-dire au niveau de sa réflexion sur la couche optique.

Coupe horizontale de l'hémisphère. — La capsule interne est intacte dans tout son segment postérieur. Le segment antérieur est légèrement coloré en jaune, mais il semble un peu envahi par le récent ramollissement qui vient d'être décrit. Cependant, au niveau du genou de la capsule, on distingue nettement un petit foyer jaune de dégénération secondaire qui doit représenter évidemment le vestige du premier ramollissement auquel la malade avait dû son hémiplégie droite, ramollissement qu'il est impos-

sible de retrouver au milieu des dégâts occasionnés par l'oblité-
ration toute récente de l'artère sylvienne.

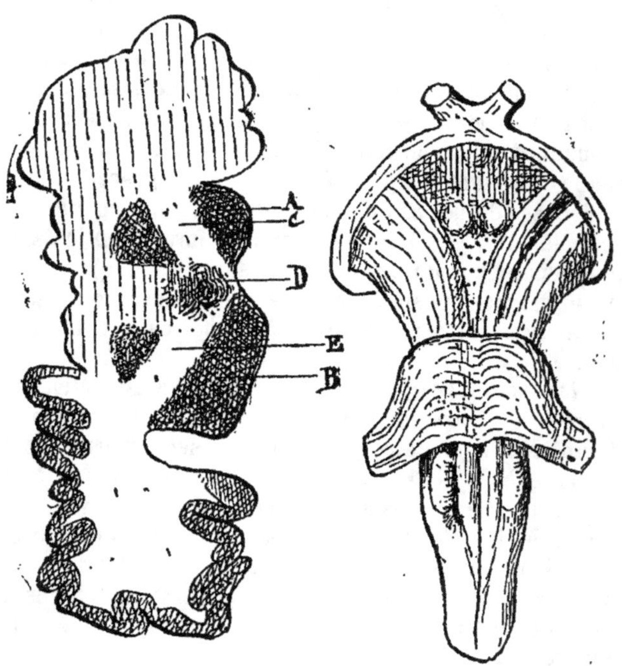

Fig. 39. — A, tête du noyau caudé. — B, couche optique. — C, segment antérieur
de la capsule interne. — E, segment postérieur. — F, lésion ancienne du genou de
la capsule.

La coupe des circonvolutions de la région motrice restées saines ne fournit pas de résultats, ce qui laisse à supposer que le ramollissement primitif qui a donné lieu à la dégénération du genou
de la capsule occupait la partie inférieure de la circonvolution
frontale ascendante et peut-être la troisième circonvolution frontale.

Hémisphère droit. — A la face interne de cet hémisphère on
observe, juste au-dessus de la couche optique, un ramollissement
de la grosseur d'une pièce de 20 cent. ayant coupé en travers le
noyau intraventriculaire du corps strié.

Coupe horizontale. — Cette coupe, pratiquée suivant la méthode de Flechsig, fait voir que la capsule interne n'est intéres-
sée que dans la partie antérieure de son segment postérieur.
Examinée à l'état frais, cette partie de la capsule où siège la coloration dégénérative renferme de nombreux corps granuleux.

La partie réfléchie du noyau caudé a subi une décoloration qui dénote qu'elle est ramollie elle-même. La couche optique n'a rien. Cependant on y voit une petite lacune; de même, dans les parties centrales de la tête et de la queue du noyau caudé, on distingue une sorte de ramollissement de la partie moyenne. Ces petits ramollissements voisins les uns des autres, sur une même coupe, séparés par du tissu sain, ne sont évidemment que les prolongements d'un même ramollissement de l'artère opto-striée.

Les coupes horizontales parallèles à la coupe précédente, mais plus rapprochées de la base du cerveau, font voir en outre que plus profondément, le segment externe du noyau lenticulaire est également occupé par un petit ramollissement, et que la partie moyenne du segment postérieur de la capsule interne est touchée dans une étendue très restreinte, où les fibres ont une coloration jaune.

Pédoncules, protubérance et bulbe. — Pas d'asymétrie de la protubérance. — Le pédoncule du côté droit est le siège d'une coloration d'un gris jaunâtre (dégénération secondaire) occupant la partie moyenne de la face pédonculaire inférieure. Cette tache est triangulaire ; elle a sa base dirigée en avant et en dehors.

Le pédoncule du côté gauche présente à la réunion du premier avec le deuxième quart interne une couleur foncée indiquant une petite dégénération secondaire ; cette dégénération n'a pas la localisation habituelle : elle représente une des variétés du type de dégénération pédonculaire interne.

Le bulbe présente, en fait de dégénération, la coloration et l'atrophie ordinaires de la pyramide droite. Le côté gauche au contraire n'offre pas d'altération analogue.

OBSERVATION V (PERSONNELLE).

Hémiplégie gauche avec contracture secondaire. Hémorrhagie du tiers moyen du segment postérieur de la capsule interne. Ramollissement du genou de la capsule.

A l'autopsie de la femme Bourd... dont nous ne rapportons pas l'observation clinique, voici les lésions encéphaliques que nous avons observées : dégénération secondaire bien manifeste

de la pyramide antérieure du côté droit. Cette pyramide est
réduite à la moitié de ses dimensions ordinaires ; elle est jaunâtre, demi-transparente. Dans le pédoncule, on constate une
dégénération correspondant au siège du faisceau pyramidal, c'est-
à-dire qu'elle est située dans la partie moyenne du pédoncule,
et qu'elle a une forme triangulaire, à base dirigée en avant et en
dehors. Mais, outre cette dégénération pédonculaire du faisceau
pyramidal, on remarque en avant et en dedans, non loin du bord
interne du pédoncule, une autre bandelette de dégénération située

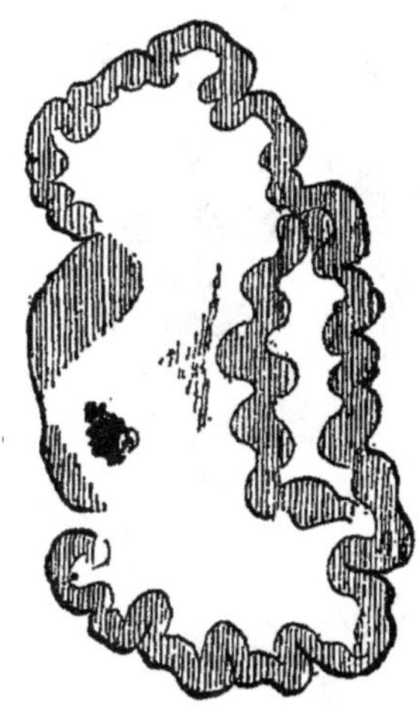

Fig. 40.— On voit à droite l'insula de Reil. Contre la face profonde de la couche
corticale de l'insula on aperçoit un peu de substance grise correspondant à la partie
la plus supérieure du noyau lenticulaire. En dedans et en avant, le corps strié ; en
dedans et en arrière, la couche optique. Entre la couche optique et le noyau lenticulaire un foyer de ramollissement (au niveau du *genou*).

environ au point de réunion du premier quart interne avec le
deuxième quart de la face inférieure du pédoncule entre ces
deux bandelettes de dégénération. La substance du pédoncule
est parfaitement blanche et saine.

L'existence de deux dégénérations pédonculaires bien distinctes
et séparées faisait naturellement supposer *a priori* la présence
de deux lésions également distinctes et séparées dans les centres
hémisphériques. Sur une section horizontale de l'hémisphère
droit, il fut effectivement démontré que deux foyers, différents
comme siège et comme nature, avaient présidé à la formation de

la double dégénération pédonculaire. On constata d'abord sur une première coupe horizontale, où le noyau lenticulaire et la couche optique n'apparaissaient pas encore, un foyer de ramollissement situé exactement dans la région de l'expansion pédonculaire, qui correspond au genou de la capsule interne.

Ce ramollissement se portait en arrière et en dehors, et allait

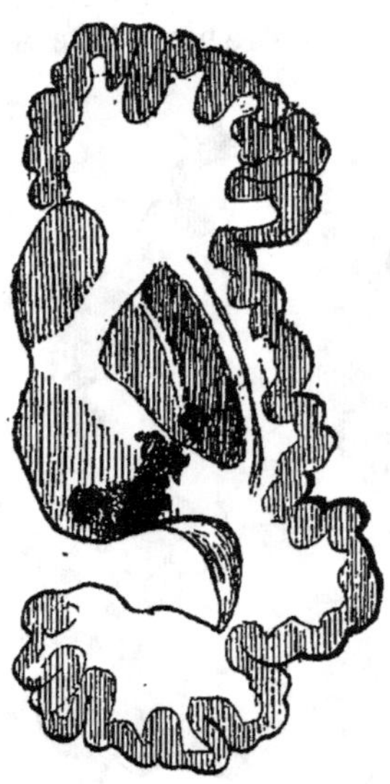

Fig. 41.— Le même foyer vu sur une coupe pratiquée dans une région inférieure à la précédente.

se terminer dans le noyau lenticulaire après avoir divisé la capsule dans toute sa largeur. Sur une deuxième coupe pratiquée plus inférieurement, à une hauteur où les trois noyaux occupent la situation et les rapports bien connus de la coupe horizontale classique, on constatait l'existence d'un foyer ocreux tout à fait indépendant du ramollissement lenticulaire. Ce foyer ocreux traversait la partie postérieure de la capsule interne, de manière à intercepter le trajet de ses fibres dans toute sa moitié postérieure, et se perdait en dedans, au milieu de la couche optique.

Nous signalerons pour mention, bien qu'elles n'aient pas dans le cas particulier la moindre application à l'étude des dégénérations secondaires, deux lésions de l'hémisphère gauche situées, l'une dans le noyau lenticulaire, l'autre à la partie postérieure de la couche optique, c'est-à-dire dans des points absolument symétriques aux deux localisations signalées dans l'hémisphère droit.

Il est également assez remarquable que la lésion du noyau lenticulaire, consistant en une lacune de ramollissement, était le point de départ d'une petite traînée de dégénération traversant obliquement le segment antérieur de la capsule, pour aller se perdre dans la substance grise du noyau caudé.

Cette petite dégénération nous a été rendue très manifeste par le contrôle microscopique.

OBSERVATION VI (PERSONNELLE).

Ramollissement du segment postérieur de la capsule interne occupant la région du genou de la capsule. Dégénération secondaire dans le pédoncule, entre le faisceau moyen et le faisceau interne.

Le titre anatomique de cette observation indique suffisamment ce qu'il y a de particulier dans ce cas : un double foyer de ramollissement situé dans la capsule interne au point de jonction du segment antérieur et du segment postérieur, c'est-à-dire dans la région du genou de la capsule, a déterminé une dégénération descendante entre le faisceau interne du pédoncule et le faisceau moyen. Cette dégénération ne se retrouvait pas dans la région bulbaire, où elle n'y était pas appréciable à l'œil nu ; nous avons conservé la moelle épinière de la femme N..., mais nous ignorons encore si le microscope nous permettra d'y reconnaître une lésion descendante de la même nature que la dégénération pédonculaire.

OBSERVATION VII.

(Cette observation est tirée de l'atlas des localisations cérébrales de la Salpêtrière.)

*Hémiplégie droite. Aphasie. Contracture secondaire. Ramol-
lissement de tout le domaine cortical et central de la sylvienne.*

La femme R... est dans le service depuis quatre ans. On l'a
toujours vue dans le même état. Cette malade ne parle absolument
pas. Elle ne peut prononcer isolément que ces deux mots Oui et
Après. Elle paraît comprendre assez bien ce qui se fait autour
d'elle. Elle peut chanter le premier couplet de la *Marseillaise*
en prononçant les mots assez peu distinctement, il est vrai. Si
on essaye de les lui faire répéter ensuite sans chanter, elle ne
peut y parvenir.

Son intelligence est très affaiblie. Elle rit ou pleure souvent
sans motif. Si on lui dit de tirer la langue, elle ouvre la bouche,
et sa langue exécute dans la cavité buccale quelques petits mouvements, mais elle ne peut être tirée de la bouche.

Il n'y a presque pas de paralysie faciale. Le sillon naso-labial
droit est pourtant un peu effacé. Le membre supérieur est contracturé. Toutes les articulations sont dans la demi-flexion. On
peut étendre les doigts sans provoquer de douleurs. Pas de tré-
mulations. Le membre inférieur droit est rigide, légèrement fléchi. Pas de trémulation quand on relève la plante du pied. Quand
on veut exagérer la flexion de la jambe, la malade pousse des
cris. Le chatouillement de la plante du pied provoque dans ce
membre des réflexes très faibles ; à gauche, ils sont normaux.

Pas d'escharres, pas d'atrophie.

Sensibilité au pincement très bien conservée dans les parties
paralysées.

Battements du cœur, sourds, profonds, réguliers, sans bruit de
souffle appréciable.

Pouls petit, régulier.

Grande gâteuse, ne se lève jamais.

Autopsie le 28 juin 1876.

Poumons emphysémateux.

Cœur mou, flasque. Valvules un peu épaissies.

Rate molle, diffluente.

Reins. — Néphrite interstitielle très marquée. Les deux reins sont diminués de volume et leur capsule est opaque et adhère au tissu cellulo-adipeux de l'atmosphère celluleuse du rein. Le rein droit n'est pas plus gros qu'une grosse noix. Il est lobulé, granuleux. La capsule entraîne avec elle des fragments de substance corticale. Atrophie de la substance corticale.

Le rein gauche est deux fois plus gros que le droit. — Mêmes altérations — de plus il existe un calcul dans le bassinet.

Cerveau. — Les os du crâne sont très épaissis, denses, fermes. En ouvrant le crâne, il s'écoule une grande quantité de liquide séreux, et on constate tout de suite une atrophie considérable de l'hémisphère gauche avec œdème sous-arachnoïdien.

> L'hémisphère droit pèse   480 gr.
> —   gauche —   270 gr.

L'hémisphère droit est sain.

Les artères de la base sont très athéromateuses.

Le tronc basilaire présente plusieurs plaques non oblitérantes d'artério-sclérose.

La communicante postérieure gauche est réduite à l'état d'un cordon filiforme blanc et plein.

Il en est de même de la cérébrale antérieure depuis son origine jusqu'à l'abouchement de la communicante antérieure.

La sylvienne gauche est très altérée ; elle présente plusieurs oblitérations superposées paraissant dues à des plaques d'artério-sclérose oblitérante.

Plus de la moitié des circonvolutions de l'hémisphère gauche sont atrophiées. — Elles sont représentées par de petits moignons celluleux ou jaunâtres, ramollis, réduits à l'état de plaques jaunes.

Sur des coupes on constate que la moitié antérieure du corps strié et de la couche optique sont réduits en bouillie. La capsule interne est conservée dans 1/3 postérieur ainsi que la moitié postérieure de la couche optique.

Le pédoncule cérébral gauche est plus petit que le droit ; sa face inférieure a une teinte grisâtre, sauf à la partie externe.

OBSERVATION VIIJ (Charcot) (1).

La nommée D..., âgée de soixante-dix ans, fut frappée tout à coup d'hémiplégie gauche. La contracture survint très rapidement dans les membres paralysés, et deux mois après l'attaque les muscles des deux membres atteints commencèrent à s'atrophier, en même temps qu'ils présentaient une diminution notable de la contractilité électrique.

La peau présentait en même temps d'autres troubles trophiques du même ordre, caractérisés surtout par des bulles et même des eschares.

L'atrophie musculaire était surtout marquée au membre supérieur, et en particulier au deltoïde et aux éminences de la main.

La malade étant morte d'une maladie intercurrente, on trouva à l'autopsie un foyer hémorrhagique siègeant dans le centre ovale de l'hémisphère droit. Le pédoncule cérébral était atteint de cette atrophie particulière que Cruveilhier a le premier décrite. La lésion passait au-dessous des pyramides, de l'autre côté de la moelle, comme dans tous les cas de sclérose descendante consécutive à une lésion cérébrale.

Sur des préparations faites avec soin suivant les procédés ordinaires, on constate sur plusieurs points des renflements cervical et lombaire que la corne grise antérieure, du côté gauche est altérée et légèrement diminuée de volume. On y remarque plusieurs grandes cellules nerveuses motrices ayant subi une atrophie très prononcée; par contre, la névroglie a augmenté de volume en ces points. Enfin la sclérose du cordon latéral est des plus manifestes, et elle atteint jusqu'à la périphérie de l'organe. L'altération de la substance grise est surtout marquée à la région cervicale comme celle du faisceau blanc latéral, qui va peu à peu en s'atténuant à mesure que l'on descend vers le renflement lombaire, où elle existe néanmoins.

---

(1) Cette observation est reproduite ici telle qu'elle a été publiée par M. Carrieu d'après les notes communiquées par M. Charcot (Carrieu, Th. Montpellier), 1876.

La lésion des muscles est tout à fait identique à celle que nous avons déjà décrite tant de fois ; nous n'y insisterons donc pas.

OBSERVATION IX (Bouchard) (1).

La nommée H... (Marie-Catherine), âgée de 79 ans, morte à la Salpêtrière, dans le service de M. Charcot, le 21 janvier 1864, était hémiplégique depuis trois ans. La paralysie avait débuté brusquement, mais sans perte de connaissance, par le bras gauche, et en même temps la parole était devenue impossible. Il y avait eu aussi paralysie faciale du même côté. La malade put arriver jusque chez elle ; mais, quelques heures après l'accident, la jambe gauche se prenait à son tour. Cette paralysie ne porte que sur le mouvement ; la sensibilité a même paru exaltée, et souvent *la malade se plaignait de douleurs du côté gauche.* L'avant-bras gauche était plus chaud, plus coloré que le droit, et présentait un état écailleux de la peau.

Il y a un an, la malade se plaignit de céphalalgie et présenta un délire maniaque. A l'autopsie, on trouva un ramollissement jaune occupant le fond du sillon de Rolando, une partie de la circonvolution marginale antérieure avec la partie la plus postérieure de la deuxième circonvolution frontale, et une certaine étendue de la circonvolution marginale postérieure.

Les parties profondes de l'encéphale n'offrent aucune altération.

Les nerfs des membres du côté paralysé sont plus volumineux que ceux des membres du côté sain. Cette hypertrophie portait sur le tissu conjonctif interposé aux tubes.

Les muscles sont atrophiés, friables, d'une coloration jaune rougeâtre, et sous le microscope présentent un grand nombre de granulations graisseuses dans les faisceaux primitifs, dont la striation transversale a disparu. En même temps, il y a multiplication d'un grand nombre de noyaux embryoplastiques entre les faisceaux primitifs.

---

(1) *Soc. biol.*, 1864 (page 9 des Mémoires).

OBSERVATION X (Pitres).

*Hémiplégie gauche. Contracture secondaire. Atrophie consé-
cutive du deltoïde et de certains muscles de la main. Autopsie.
Sclérose fasciculée du cordon latéral gauche, et dans un point
limité du renflement cervico-brachial destruction des cellules de
la corne antérieure correspondante. (Résumée.)*

Delor (Marie), âgée de soixante-dix-neuf ans, admise à la Salpêtrière pour une hémiplégie gauche, le 14 janvier 1875 a été
transportée à l'infirmerie (service de M. Charcot) le 31 décembre
de la même année.

Cette malade est dans un état de démence sénile assez avancée :
elle est gâteuse et ne donne, sur le début et la marche de sa maladie, que des renseignements tout à fait insuffisants. Il semble
résulter de son récit qu'elle est paralysée depuis 1874 ; que les
membres du côté gauche, flasques et inertes dans les premiers
temps qui ont suivi l'attaque d'apoplexie, sont ensuite devenus
rigides, et que, pendant le cours de cette rigidité permanente,
le moignon de l'épaule et la main du côté paralysé se sont atrophiés.

La malade est couchée dans le décubitus dorsal, un peu incli-
née vers le côté gauche. La face est légèrement asymétrique ; le
sillon naso-labial gauche est moins profond que le droit, et la
moitié gauche des lèvres est un peu moins mobile que la moitié
droite.

Les deux membres inférieurs sont fléchis et rigides dans une
attitude qu'on observe souvent dans la démence sénile ; mais la
raideur est beaucoup plus marquée dans le membre inférieur
gauche que dans le droit. Ces deux membres sont également
amaigris et ne présentent pas, à proprement parler, d'atrophie
musculaire.

Le membre supérieur droit n'a rien d'anormal ; la malade le
meut dans tous les sens, autant du moins que le permet son état
de faiblesse générale.

Le membre supérieur gauche est le siège d'une forte contracture secondaire. Le bras est rapproché du tronc ; l'avant-bras est fléchi sur le bras. Les doigts sont immobilisés dans l'attitude connue sous le nom de main en griffe, la première phalange étant étendue sur le métacarpe, tandis que la phalangine et la phalangette sont fortement fléchies.

Le membre supérieur gauche est en totalité plus grêle que le droit. Le biceps, les muscles de l'avant-bras sont sensiblement moins volumineux. En outre, les reliefs du deltoïde, des muscles de l'éminence thénar et des interosseux du côté gauche sont complétement effacés et remplacés par des dépressions très apparentes. M. Charcot, dont l'attention a été vivement attirée par l'existence de cette atrophie musculaire limitée survenue pendant le cours de la contracture secondaire, annonça que l'on trouverait, selon toutes probabilités, une destruction partielle des cellules de la corne antérieure gauche dans la région cervico-brachiale. Mort le 2 janvier.

Autopsie. — *Encéphale.* — Les artères de la base présentent plusieurs dépôts non oblitérants d'athérome. Sur la face inférieure du pédoncule droit existe un petit foyer de ramollissement allongé d'avant en arrière, long de un centimètre, large de 3 à 4 millimètres et profond de 2 millimètres.

Les *méninges cérébrales* sont saines : elles se détachent partout sans difficultés de la substance nerveuse sous-jacente. Les circonvolutions sont pâles, grêles ; mais on n'y distingue pas de lésions limitées. Après avoir séparé les hémisphères cérébraux, on constate sur la paroi du ventricule latéral droit, au-dessus de la partie moyenne du noyau caudé, une dépression jaunâtre, occupant une surface irrégulièrement triangulaire, à sommet dirigé vers la coupe optique, à base étalée vers la voûte du ventricule et dont l'aire mesure environ 3 à 4 centimètres carrés. Sur des coupes vertico-transversales de cet hémisphère, on peut voir que cette dépression correspond à un large foyer ocreux, du volume d'une grosse amande, étendu de la capsule externe à la paroi ventriculaire, en traversant dans toute leur épaisseur le noyau lenticulaire et le tiers moyen de la capsule interne. La couche optique est respectée.

Dans l'hémisphère gauche, on trouve un tout petit foyer linéaire, aplati, situé à la partie externe du noyau lenticulaire.

L'étage inférieur de la protubérance est asymétrique , le côté droit est sensiblement plus petit que le gauche. La pyramide antérieure droite est aussi plus petite que la gauche, et, de plus, tout le long de son bord interne, au voisinage du sillon médian

antérieur, on distingue une bande grisâtre et légèrement trans-
lucide que l'on peut suivre jusqu'à l'entrecroisement des pyramides et même au-delà, dans toute l'étendue de la moitié
supérieure du cordon latéral gauche. Dans le tiers moyen du renflement cervico-bracial, les racines du côté gauche sont beaucoup
plus grêles que dans les points correspondants du côté droit. Sur
des coupes fraîches, on voit une tache grisâtre et molle dans
toute la hauteur du cordon latéral gauche ; les cornes antérieures
paraissent saines.

Les nerfs médian et cubital du côté gauche sont un peu plus

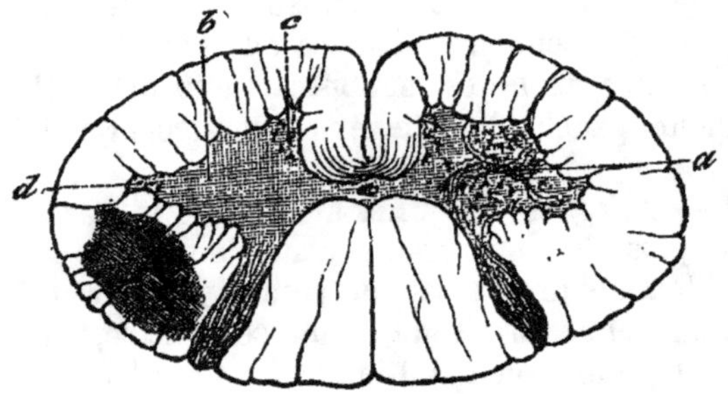

Fig. 42 — *Coupe de la région cervicale.* — A, faisceau pyramidal dégénéré. Dans la
corne gauche on ne voit plus que quelques cellules antéro-internes et à l'angle externe.
Fig. tirée du travail de Pitres.

gros que ceux du côté droit. Les muscles du membre supérieur
gauche sont au contraire moins volumineux, moins fermes et
moins rouges que les muscles correspondants du membre supérieur droit. Quelques-uns sont même tout à fait atrophiés. Le deltoïde est réduit à l'état d'une lamelle mince et jaunâtre d'apparence fibro-graisseuse. Les muscles interosseux et les muscles
de l'éminence thénar ne sont plus représentés que par quelques
fibres jaunes, pâles, infiltrées de graisse, dans lesquelles il est impossible à l'œil nu de reconnaître les apparences du tissu musculaire.

La moelle a été étudiée après durcissement dans des solutions
étendues et convenablement renouvelées d'acide chromique.
L'examen a été pratiqué sur des coupes minces, colorées par le
carmin et montées dans le baume du Canada, après avoir été dé-
shydratées par l'alcool absolu et rendues transparentes par la té-

rébenthine. Sur les préparations ainsi obtenues, on trouve, dans toute l'étendue de la moelle, un îlot de sclérose siégeant dans le cordon latéral gauche. La forme de cet îlot varie selon les régions ; à la région cervicale, il est régulièrement pentagonal ; à la région dorsale, il est nettement triangulaire ; à la région lombaire, il est plutôt arrondi. Outre cette altération systématique, on trouve, dans un point limité du renflement cervico-brachial, une lésion très manifeste de la corne antérieure du côté gauche. Cette lésion existe dans une étendue de 2 à 3 centimètres, entre les septième et neuvième paires rachidiennes. Elle consiste en une destruction des groupes cellulaires que renferme normalement la corne antérieure. Le groupe antéro-interne paraît conservé. Il est très-facile de se rendre exactement compte du développement de la lésion en comparant, sur une même coupe de cette région, les deux cornes antérieures.

La droite est tout à fait normale ; les groupes bien distincts renferment un grand nombre de belles cellules (de 50 à 60 en moyenne). La corne antérieure gauche au contraire, formée par un tissu dense, serré et peu nucléé, présente une coloration rouge uniforme. Sa partie centrale est complètement dépourvue de cellules nerveuses. Les cellules qui y existent (au nombre de 12 à 15 sur chaque coupe) sont groupées à la partie la plus interne de la corne, où elles représentent le groupe antéro-interne à peu près intact, et à son extrémité la plus externe. Dans les points où existe cette altération de la corne antérieure, l'îlot de sclérose fasciculée ne présente rien de particulier. Il ne s'étend pas au-delà des limites ordinaires, et il est entouré de tous côtés par une petite bande de substance blanche inaltérée qui le sépare en dehors des méninges, et en dedans de la substance grise des cornes antérieures et postérieures. En d'autres termes, on n'a trouvé nulle part d'extension directe de la lésion du cordon latéral à la corne antérieure correspondante.

OBSERVATION XI (PERSONNELLE).

*Atrophie musculaire chez une hémiplégique. Autopsie, examen
histologique.*

La nommée Jaulin Henriot, âgée de soixante-huit ans, entre
dans le service de M. Charcot à la Salpêtrière, salle Saint-Luc
n° 2, le 13 janvier 1879. Elle n'a pas d'antécédents pathologiques;
mariée à 17 ans, elle a eu 20 enfants en 18 couches et n'est malade que depuis 1870. A cette époque, elle eut une attaque de paralysie, à la suite de laquelle elle resta pendant quelques semaines
à l'hôpital Beaujon. Lorsqu'elle en sortit, elle était hémiplégique
du côté gauche ; la jambe était à peu près guérie, *mais le bras
gauche était contracturé.*

En 1872, deuxième attaque caractérisée par une perte de connaissance de plusieurs heures, avec impuissance absolue de se
faire comprendre pendant un mois. A partir de ce moment, elle
éprouve dans la région de la nuque des douleurs intolérables re-
venant par accès ; et jamais depuis ce temps ces douleurs n'ont
disparu. Un mois s'écoule entre le moment de cette deuxième attaque et celui où il lui redevient possible de marcher. Cependant
elle ne se tient qu'à grand'peine sur ses jambes, et deux cannes
lui sont indispensables.

Elle entre à la Salpêtrière le 16 juin 1872. Pendant le séjour
qu'elle y fait jusqu'au mois de janvier 1879, rien de particulier ne
survient du côté des membres hémiplégiés; mais peu à peu la
jambe droite se paralyse à son tour, et la malade reste confinée
au lit sans se lever jamais.

Entrée à l'infirmerie le 13 janvier 1879, elle accuse des douleurs excessivement violentes au niveau des sixième et septième
vertèbres cervicales ; ces douleurs s'irradient dans toute la moitié
droite de la tête et dans l'épaule du même côté. Depuis le mois
de décembre dernier, elle ne peut prendre que fort peu de nour-
riture ; elle vomit sans cesse ; elle a une diarrhée persistante.
Somme toute, c'est une paralytique profondément cachectisée.

Attitude du corps. — Le corps est dans le décubitus dorsal et
un peu incliné du côté gauche. La tête, penchée sur l'épaule

gauche, est en même temps un peu fléchie en avant. Ce n'est qu'avec de grands efforts que la malade peut relever incomplètement la tête ; encore le redressement n'est-il que momentané, car elle dit ressentir alors comme une corde qui la tire et la force à reprendre sa position première. La bouche et le lobule du nez sont légèrement déviés du côté droit. Lorsque la malade parle, la moitié gauche des lèvres est presque immobile ; lorsqu'elle boit, la déglutition est très difficile et une partie du liquide s'écoule au dehors par la commissure gauche. Elle répond avec facilité aux questions qui lui sont posées ; mais il y a cependant, par moments, une certaine hésitation dans la parole.

Le bras gauche est rapproché du corps ; l'avant-bras, fléchi sur le bras, forme avec lui un angle droit ; la main fermée est appuyée contre l'épigastre, le pouce recouvert par les autres doigts. Tout mouvement de ce côté est impossible ; la sensibilité est conservée. Le bras droit ne présente rien de particulier.

Membres inférieurs. — Des deux côtés, la cuisse est fléchie sur le bassin, la jambe fléchie sur la cuisse. Le membre entier est, du côté droit, dans la rotation en dedans, du côté gauche dans la rotation en dehors ; ce dernier repose sur le lit par sa face interne. Aucun trouble de la sensibilité.

Eschare de la largeur de la main environ, sur la moitié gauche du sacrum.

28 janvier, mort.

Autopsie. — Les différents organes, poumon, cœur, foie, reins, ne présentent aucune trace d'altération récente. Les tuniques musculaires de l'utérus sont notablement hypertrophiées, et dans leur épaisseur on trouve un corps fibreux qui vient faire sur la face antérieure de l'organe, une saillie de la grosseur d'une noisette.

Les vertèbres cervicales sont considérablement épaissies ; leur largeur est le double de la largeur normale ; l'épaississement porte surtout sur la moitié du côté gauche.

Cerveau. — A la face externe du lobe droit du cerveau se trouve un vaste ramollissement occupant les régions suivantes :

1° Le pied de la première circonvolution frontale et le tiers moyen de la circonvolution frontale ascendante, qui est très notablement atrophiée.

2° Le pied du lobule pariétal supérieur, dont le ramollissement se continue par-dessus la scissure de Rolando avec celui du lobe frontal et du tiers moyen de la frontale ascendante. Le ramollissement de la circonvolution pariétale ascendante se continue également en arrière, jusqu'au voisinage de la scissure occipitale, mais exclusivement dans le lobule pariétal supérieur ; et le lobule du pli courbe est respecté. En écartant les deux lèvres de la scissure de Sylvius, on constate que les deux circonvolutions postérieures du lobule de l'insula sont détruites.

Les coupes, pratiquées selon la méthode de Pitres, font voir que le ramollissement a envahi le centre ovale de Vieussens et l'a détruit en grande partie. La substance blanche du cerveau à ce niveau est transformée en un tissu jaunâtre, mollasse, très vasculaire, s'étendant depuis les noyaux gris jusqu'au voisinage des circonvolutions. Il faut remarquer que les circonvolutions, dans toutes les parties envahies par ce ramollissement, ont conservé, malgré leur altération profonde, l'ensemble de leurs formes et de leurs rapports. Même dans les points de l'écorce qui sont ramollis, les deux substances grise et blanche sont facilement reconnaissables ; d'ailleurs le ramollissement du centre ovale n'arrive pas jusqu'à la surface. Il en est séparé par une lamelle épaisse de substance blanche qui double la bandelette grise de l'écorce, de telle sorte que les circonvolutions, dans toute l'étendue de ce ramollissement central, paraissent seulement décollées.

Sur la coupe pédiculo-frontale, le ramollissement arrive jusqu'à la partie supérieure de la capsule interne, mais ne pénètre pas entre le noyau caudé et le noyau lenticulaire.

Sur les coupes frontale et pariétale, on constate le même ramollissement, et son étendue est moindre à mesure que l'on examine des parties situées sur des régions plus postérieures.

Face supérieure du cerveau. — Le pédoncule droit est le siège d'une dégénération caractérisée par une coloration gris jaunâtre de sa partie moyenne. La partie interne et la partie externe de ce pédoncule sont représentées par deux bandelettes blanches. Au niveau du passage du pédoncule, au-dessus de la bandelette optique, la coloration grise a une plus grande étendue qu'au niveau de l'émergence du pédoncule au bord supérieur de la protubérance. Cette dégénération a donc la forme générale d'un triangle à base antérieure et à sommet tourné sur la bandelette optique, et, vue de face, la bandelette blanche limitant le pédoncule à sa partie interne est plus large que la bandelette blanche qui le limite à sa partie externe.

La bandelette optique du côté droit a subi elle-même une altération très sensible, consistant en un aplatissement avec amincissement de son bord postérieur. Le tubercule mamillaire du côté droit est aussi légèrement atrophié et présente une colo-

ration grisâtre qui tranche nettement sur la couleur blanche du
tu ercule mamillaire gauche.

La protubérance est asymétrique : elle est plus petite à droite
qu'à gauche. La pyramide antérieure droite est complétement
grise et moins large que la gauche de la moitié environ. A un
centimètre au-dessus de l'olive, la partie grise de la pyramide
droite, dont il vient d'être question, semble passer tout entière
du côté gauche, comme si elle subissait à ce niveau une décussation complète.

L'examen histologique à l'état frais (ramollissement du centre
ovale) ne permet de constater que l'absence des corps granuleux.
Le tissu ramolli du centre ovale est constitué par des éléments
conjonctifs lâches, et présentant les caractères d'organisation
d'un tissu celluleux déjà ancien, au milieu duquel sont éparpil-
lées de rares granulations de pigment sanguin.

La moelle épinière a été durcie dans l'acide chromique pendant
plusieurs mois. Des coupes pratiquées dans les différentes régions
et colorées au picro-carmin font reconnaître dès le premier
examen, qu'il s'agit d'une dégénération compliquée d'atrophie de
la corne antérieure avec disparition des cellules motrices de cette
corne. Voici d'ailleurs quelques détails plus circonstanciés sur
la lésion :

1° *Région cervicale.* — Les coupes horizontales sont asymé-
triques, comme si l'on avait pratiqué ces coupes obliquement. Le
côté gauche, dans son ensemble, est notablement plus petit que
le côté droit, et la différence est sensible surtout pour ce qui
appartient au cordon latéral. En outre, il est manifeste même à
l'œil nu, que la corne antérieure du côté gauche, un peu déjetée
en dehors, est plus étroite que la corne antérieure du côté droit.
Enfin, à la partie postérieure du cordon latéral, se dessine une
figure polygonale très vivement colorée par le carmin, à grand
axe antéro-postérieur, et séparée de la corde postérieure
et de la circonférence de la coupe médullaire par deux bandelettes de substance nerveuse qui ne paraissent pas avoir subi
d'altération. Cette tache fortement carminée n'est autre chose
que la section du faisceau dégénéré. Du côté opposé, à la
partie la plus interne du cordon antérieur et au voisinage de la
commissure blanche, on distingue également à l'œil nu une
petite bande mince de sclérose où la matière colorante s'est
aussi fixée avec plus d'intensité que les autres régions de la
substance blanche. Cette petite bande représente la coupe du
faisceau pyramidal direct dégénéré.

A. Pour ce qui a trait à la substance blanche des cordons an-téro-latéraux et des faisceaux postérieurs, il n'y a point à signaler d'altérations importantes autres que la dégénération secondaire. Cependant on constate que dans la partie antérieure du cordon latéral, c'est-à-dire dans les régions saines de ce cordon, la né-vroglie est plus dense, plus colorée que dans les points corres-pondants du cordon opposé ; et, bien que la dégénération secon-daire qui occupe le segment postérieur soit assez nettement circonscrite le travail de sclérose semble s'être propagé d'une manière un peu diffuse dans les parties adjacentes. — Dans le cordon de Goll, on peut remarquer aussi que le réticu-lum fibrillaire qui sépare les éléments nerveux est encore plus compact que d'habitude.

B. La dégénération secondaire est représentée par une figure allongée à cinq côtés, dirigée vers l'angle externe de la corne antérieure. A un faible grossissement (10 diamètres), les bords de ce polygone sont bien arrêtés. Le bord postérieur est séparé de la pie-mère par le cordon cérébelleux direct, au milieu duquel les éléments du stroma névroglique sont cependant plus serrés que d'ordinaire. Mais, au voisinage du sillon d'émergence de la racine postérieure, la sclérose de dégénération va jusqu'à la pie-mère et, par son bord interne, entre en contact avec la corne postérieure.

On peut s'assurer, avec un grossissement plus fort, que ce pro-longement des parties dégénérées vers le sillon latéral postérieur répond à un faisceau de fibres dirigées obliquement en avant et en dehors qui séparent la corne postérieure du faisceau cé-rébelleux. Les rapports du bord externe du foyer de dégé-nération secondaire avec la partie antérieure du cordon latéral ont été signalés.

Le bord externe n'est pas immédiatement contigu à la corne postérieure et à son prolongement de substance gélatineuse. Il en est séparé par un intervalle de substance blanche qui va s'agran-dissant d'arrière en avant, de telle sorte que le foyer de sclérose, après avoir été en contact avec la racine postérieure à son point d'émergence, est notablement distant de la corne postérieure, au niveau de la base de cette corne.

Les deux bords antérieurs de l'aire de dégénération forment un angle dirigé vers la partie externe de la corne antérieure. De ces deux bords partent un assez grand nombre de fibres anastomo-sées et enchevêtrées les unes avec les autres, mais dirigées en général en avant et en dehors et se recourbant même vers la partie la plus externe de la corne grise où elles semblent pénétrer.

Quant à la structure de ce foyer de dégénération il ne présente rien de particulier à signaler. Il est surtout remarquable par sa densité extrême ; il paraît constitué par une masse homogène de tissu fibreux identique au tissu de cicatrice, et c'est à peine si dans toute son étendue on peut distinguer deux ou trois fibres nerveuses survivantes.

C. Dans le cordon antérieur du côté droit, la dégénération du faisceau pyramidal direct, est représentée par une bande carminée occupant la partie la plus interne et la plus postérieure de ce cordon. Elle s'arrête en avant au milieu du sillon antérieur et ne dépasse pas en dehors la moitié de l'intervalle qui sépare le sillon antéro-postérieur du bord interne de la corne antérieure. La sclérose y est moins prononcée que dans le faisceau pyramidal croisé, et surtout la démarcation est moins tranchée entre les parties malades et les parties saines. Sur quelques coupes, on voit très-nettement un certain nombre d'éléments se détacher de ce faisceau et passer du côté opposé par la commissure antérieure.

D. Les altérations de la substance grise du côté malade sont la partie intéressante de cette observation. Du côté sain, rien ne mérite une mention spéciale. Du côté malade, au contraire, plusieurs points attirent l'attention.

Au premier abord, il est évident que la partie antérieure de la corne antérieure est beaucoup plus petite du côté gauche que du côté droit : la différence est environ de la moitié de la largeur, et dans toute l'étendue de la région cervicale cette différence se maintient dans les mêmes proportions. Quant à la partie externe de la corne antérieure, elle proémine moins dans la masse du cordon antéro-latéral que celle du côté opposé.

On constate en outre que dans le prolongement antérieur de la corne malade les cellules motrices sont considérablement réduites comme nombre et comme dimensions. Sur la coupe qui a servi de modèle pour la figure ci-jointe, on ne comptait que trois cellules à gauche, tandis qu'il y en avait au moins une douzaine du côté droit. Encore ces cellules étaient-elles racornies, granuleuses, sans affinité pour le carmin. Dans la partie externe de la corne antérieure gauche, on en distingue à peine trois ou quatre, et du côté droit on en voit de quinze à vingt. On remarque également que, du côté malade, la substance gélatineuse a complètement disparu à l'entour des rares cellules qui subsistent. Elle est remplacée par une matière fibrillaire cassante, friable, au mi-lieu de laquelle on constate des lacunes nombreuses.

Enfin il est un point sur lequel nous devons insister encore, parce qu'il nous paraît répondre à un fait absolument constant, du moins pour ce qui concerne les préparations que nous avons examinées : nous voulons parler de l'absence du tractus intermé-dio-latéral du côté de l'atrophie et de la dégénération secondaire.

Sur toutes les coupes de la région cervicale, le tractus inter-médio-latéral est parfaitement accusé du côté sain. Il est repré-senté par un groupe de petites cellules claires, transparentes (cellules sympathiques pour Jacubowitz), au nombre de 10 ou 15 environ, agglomérées dans un petit espace allongé, accolé à la partie postérieure et externe de la corne antérieure. Toutes les travées fibro-vasculaires du cordon latéral et surtout de la partie postérieure de ce cordon convergent vers le tractus intermédio-latéral (noyau inférieur de l'accessoire pour certains auteurs). Du côté gauche, au contraire, les cellules en question font totalement défaut, et les prolongements antérieurs de la dégénération secon-daire, recourbés en dehors, se jettent sans transition dans la substance grise.

Les racines n'ont pas été examinées. Dans leur trajet intra-mé-dullaire, il est difficile de s'assurer s'il existe une différence entre le côté sain et le côté malade.

2° *Région dorsale.* — Les lésions qu'on observe dans la région dorsale ne sont pas différentes de celles que nous avons signalées dans la région cervicale. Cependant nous nous arrêtons sur un ou deux points qui ont leur importance :

A. Le faisceau pyramidal direct dégénéré s'étant épuisé avant la région dorsale, on ne trouve pas trace de dégénération du cor-don antérieur du côté droit.

B. La dégénération secondaire du faisceau pyramidal croisé affecte une autre forme que dans la région cervicale. Elle est net-tement triangulaire sur les coupes transversales. La base du tri-angle répond à la circonférence de la coupe : elle est tout à fait adjacente à la pie-mère, ce qui semble prouver que le cordon cé-rébelleux direct n'existe pas encore dans cette région. Les par-ties postérieures du foyer de sclérose vont se jeter obliquement dans le sillon des racines postérieures (fibres radiculaires ex-ternes).

C. D'une façon absolue, l'aire de dégénération est moins grande que dans la région cervicale, mais elle occupe relative-ment à toute l'étendue du cordon latéral un espace qu'on peut évaluer au tiers de celui du cordon tout entier, proportion égale à celle de la région cervicale.

D. La corne antérieure du côté gauche est plus petite que celle du côté droit. Elle est surtout plus mince et un peu déjetée en dedans. Les altérations de structure qui ont été signalées plus haut s'y retrouvent avec les mêmes caractères ; mais la différence entre les chiffres de cellules du côté malade et du côté sain est moins grande que dans la région cervicale. Ainsi, sur certaines coupes, il existe à gauche cinq ou six cellules, atrophiées il est vrai ; et du côté droit on en compte huit ou neuf. Somme toute, ce qu'il y a de plus frappant, c'est le rétrécissement de la corne antérieure.

La disparition du tractus intermédio-latéral est, dans le cas actuel, d'autant plus intéressante qu'on constate très bien sa présence du côté opposé. Dans la région dorsale, cette traînée cellulaire est toujours beaucoup moins prolongée que dans la région cervicale ; or, il s'est trouvé précisément que, chez le sujet dont nous rapportons l'histoire anatomo-pathologique, le tractus intermédio-latéral était très nettement figuré dans toute la hauteur de la moelle dorsale, à droite, tandis qu'il n'en existe pas trace du côté de la dégénération secondaire. Sur les coupes, on peut voir le tractus intermédio-latéral représenté par un groupe de quinze à vingt petites cellules claires, ovales, se détachant sur un fond rosé dont la teinte tranche assez nettement sur la couleur bien plus foncée de la corne antérieure. Ce petit amas cellulaire est situé à l'extrémité d'un prolongement de la substance grise, d'une sorte de cap qui s'avance entre les deux cornes dans la masse blanche du cordon latéral. Là, paraît être, comme dans la région cervicale, le point de convergence des tractus vasculaires de la région ; mais comme la situation de ce groupe de cellules est beaucoup plus interne que dans la région cervicale, les expansions du faisceau pyramidal qui rejoignent la substance grise vont se jeter immédiatement à ce niveau dans la corne antérieure sans changer de direction. Du côté malade, le tractus n'existe pas du tout ; il n'y en a pas trace, et l'on voit un certain nombre de vaisseaux et de cloisons celluleuses plus ou moins épaisses pénétrer sans transition dans la substance grise.

3° *Région lombaire*. — Il n'y a plus d'altération de la corne antérieure. Seules les lésions de la dégénération secondaire subsistent.

Il faut remarquer, pour terminer la relation un peu longue de cette autopsie, que les altérations de la corne motrice ne sont pas, dans toute l'étendue de la région cervicale et de la région dorsale, aussi profondes que nous les avons décrites. On constate par places la conservation d'un assez grand nombre de cellules; mais toujours ces cellules sont plus pâles, plus granuleuses. En outre, la substance gélatineuse fait défaut dans presque toute la hauteur de la région cervicale. Enfin, d'une manière générale la corne antérieure est *partout* très notablement atrophiée.

OBSERVATION XII (PERSONNELLE).

Atrophie musculaire dans un cas de dégénération latérale descendante.

Les coupes que nous avons examinées ont été préparées par notre maître et ami M. le docteur Gombault, directeur du laboratoire d'anatomie pathologique à la Faculté de médecine. Mais ces pièces sont une reproduction si fidèle de celles que nous avons décrites dans l'observation précédente que nous n'aurions qu'à répéter presque mot pour mot la description anatomique de l'observation précédente. La préparation, prise au hasard, représente une coupe de la région dorsale. Tous les détails que nous avons déjà signalés s'y retrouvent à de très petites exceptions près. La dégénération du faisceau latéral est moins étendue que dans l'observation de la femme Jaulin. La différence de volume de la corne malade avec la corne saine est moins prononcée; mais les cellules sont encore moins nombreuses dans ce cas que dans le précédent. On observe également une vive coloration scléreuse des fibres radiculaires externes; quant au tractus intermédio-latéral, il existe encore du côté malade; cependant il est très atrophié; les cellules sont bien moins nombreuses et beaucoup plus pâles, tandis que ce petit groupe cellulaire est très abondamment représenté du côté sain.

OBSERVATION XIII (personnelle).

*Hémiplégie droite. Aphasie. Rétraction des deux
membres inférieurs.*

La nommée Cab..., âgée de cinquante-huit ans, est hémiplégique du côté droit depuis 1870. Jusqu'à cette époque elle a toujours été bien portante; pas de rhumatismes, pas de battements de cœur. L'hémiplégie a débuté brusquement pendant un repas par une perte de connaissance sans convulsions. Durant toute la semaine qui précéda cette attaque, la malade avait eu des hallucinations de la vue : elle voyait passer anprès d'elle des individus imaginaires; quelquefois aussi elle avait de la diplopie, des étourdissements et quelques vertiges. L'usage de la parole fut complètement perdu durant une grande semaine et l'amélioration qui s'est produite de ce côté n'a guère commencé à être sensible qu'à partir du sixième mois. Depuis cette époque il n'y a jamais eu d'autre attaque.

Des renseignements pris en 1876 sur cette malade nous apprennent qu'à cette époque, c'est-à-dire six ans après l'attaque d'apoplexie, les facultés intellectuelles et la mémoire particulièrement avaient considérablement diminué. Cependant la femme Cab... s'occupe encore pendant la journée à coudre de petits objets. Le visage a conservé une certaine physionomie, la paralysie faciale étant à peine appréciable; la parole est assez facile.

Il n'y avait pas de contracture secondaire en 1876 et, dans les notes recueillies à cette époque par M. Pitres, nous trouvons signalé ce fait que les mouvements du bras droit et de la main droite étaient assez libres pour que la malade sût coudre. Elle serrait même plus fort avec la main droite qu'avec la main gauche. Le membre inférieur droit n'est pas contracturé; la malade peut l'élever et le fléchir, mais elle trouve qu'il est beaucoup plus lourd que celui du côté gauche; néanmoins elle peut se tenir debout et même faire quelques pas : seulement la jambe droite est alors très-faible et fléchit facilement.

Aucun trouble de la sensibilité.

C'est à partir de ce moment que la malade a cessé de se lever ; l'impotence fonctionnelle de tout le côté droit la condamne à garder le lit et peu à peu elle devient gâteuse. Voici dans quel état nous la trouvons aujourd'hui (juillet 1879) :

C'est une femme toute repliée sur elle-même, à peu près abrutie, ne parlant plus jamais quoique pouvant s'exprimer encore, et ne vivant pour ainsi dire plus que de la vie végétative. Son visage est très légèrement dévié du côté gauche ; il y a également un peu d'asymétrie de la langue. Les deux bras exécutent de temps à autre quelques mouvements peu compliqués, tels que ceux qui consistent à ramener les couvertures, à prendre un verre sur la table voisine : en un mot, autant de mouvements qui témoignent suffisamment d'une absence presque absolue de paralysie. Mais il n'en est pas de même des membres inférieurs. Par toute sa moitié inférieure cette malade est couchée sur le côté droit, de telle sorte qu'elle semble avoir subi un mouvement de torsion autour de l'axe de sa colonne dorsale. De plus, ses membres inférieurs sont fléchis à l'extrême, le membre droit surtout. Le genou droit est en rapport avec l'épaule gauche et, en exagérant cette attitude de flexion de la cuisse, on peut le porter facilement jusqu'au menton sans provoquer la moindre douleur. Le pied du même côté est fléchi sur la jambe et les orteils relevés sur la région métatarsienne. Du côté gauche, on observe une attitude semblable mais beaucoup moins forcée. Si, au lieu de pousser plus avant la flexion de ces membres, on essaie de les défléchir, la malade pousse des gémissements plaintifs, s'écrie qu'on lui fait grand mal ; on éprouve une résistance presque insurmontable. La pression de la colonne vertébrale est aussi douloureuse dans la région lombaire. Le bassin lui-même paraît fléchi en avant sur la colonne, ce qui donne à la position invariable de la femme Cab... dans son lit un caractère des plus bizarres.

C'est progressivement que cette sorte de contracture en flexion de tout le train postérieur paraît s'être produite ; mais il est certain, à en juger par le décubitus latéral de la jambe droite et par l'exagération extrême de cette flexion du même côté, que le membre inférieur droit a entraîné le membre inférieur gauche et que c'est primitivement à une contracture hémiplégique du membre inférieur droit qu'il faut attribuer cette étrange attitude.

OBSERVATION XIV (PERSONNELLE).

Hémiplégie droite avec aphasie, probablement syphilitique. Amélioration considérable. Permanence de l'exagération des réflexes, mouvements associés, etc. (Résumé).

Joug..., âgée de 31 ans, salle St-Jacques, n° 7, service de M. le professeur CHARCOT, est entrée à l'infirmerie le 28 février 1878.

La maladie a débuté il y a deux ans par des étourdissements et une perte de connaissance. Lorsque la malade revient à elle, elle est paralysée du côté droit et aphasique ; d'après les quelques renseignements qu'on peut obtenir d'elle, il n'y aurait eu d'abord aucune différence entre la paralysie du bras et celle de la jambe. Hémiplégie flaccide : pas de contracture.

Un an environ après l'attaque, elle commence à exécuter quelques mouvements du côté paralysé. La malade ne peut dire si c'est par le bras ou bien par la jambe que commencèrent ces mouvements.

Depuis cette époque les mouvements deviennent de plus en plus faciles ; à l'heure actuelle, la marche est possible ; la malade se sert bien de son bras ; cependant les mouvements s'exécutent, peut-être un peu plus péniblement pour le bras que pour la jambe.

Depuis un an, elle commence à parler ; mais la parole est encore très gênée ; et elle ne répond que très imparfaitement aux questions qu'on lui pose. On constate un aplatissement des éminences thénar et hypothénar du côté droit (côté paralysé). Du même côté le deltoïde est très notablement atrophié ; en arrière la saillie que forme ce muscle à l'état normal, est remplacée par une dépression très notable.

Exagération du phénomène du genou du côté droit. Il est normal du côté gauche. Réflexe du coude très marqué du côté droit.

Ce même réflexe du coude paraît manquer du côté gauche. Trépidation spinale provoquée très accentuée du côté droit ; elle est même spontanée. Au contraire elle manque du côté gauche.

Mouvements associés. La malade ne peut fermer isolément

une seule main ; lorsqu'elle ferme la main gauche, on voit les phalanges de l'autre main se fléchir petit à petit les unes sur les autres, puis tous les doigts se fléchir sur la main.

Les mouvements associés ne se produisent que dans la flexion ; les deux mains étant fermées, la malade peut ouvrir isolément l'une ou l'autre.

En résumé cette femme n'est plus, à proprement parler, une hémiplégique, puisqu'elle se sert aussi bien de ses membres autrefois paralysés que de ses membres sains. Mais elle a conservé de l'état de contraction hémiplégique certains symptômes peu apparents au premier abord, mais en réalité tout aussi accusés (quand on les recherche) que dans la période de contraction vraie. Ces symptômes consistent en une grande exagération de l'irritabilité réflexe (signe du tendon, trépidation spinale, mouvements associés, etc.). Elle est atteinte, si l'on peut ainsi dire, d'une contracture *latente*.

OBSERVATION XV (PERSONNELLE).

Hémichorée faciale post-hémorrhagique.

Madame Raimb..., âgée de soixante ans, est à la Salpêtrière depuis quatre mois environ.

Il y a deux ans elle a eu une première attaque sans perte de connaissance, à la suite de laquelle elle est restée paralysée du côté gauche. Il semble, d'après les renseignements assez peu précis qu'elle donne, qu'elle aurait été à plusieurs reprises frappée de paralysie du côté gauche. Elle aurait même eu une attaque d'apoplexie vraie.

État actuel (juillet 1879). — Obtusion de l'intelligence. Pas de paralysie faciale gauche, bien que les traits n'aient pas une symétrie parfaite ; peut-être même y aurait-il plutôt un peu de contraction du côté gauche du visage, car les sillons et les rides de ce côté sont plus accusés que du côté droit.

Les deux membres du côté gauche ne sont plus des membres hémiplégiés ; ils n'ont aucune raideur, non plus que de la flaccidité : la malade les fait mouvoir à son gré, sans peine, dans toutes les directions, et sans tremblement. Lorsqu'elle presse

successivement avec la main gauche et avec la. main droite, on
constate que la main gauche est plus faible que l'autre ; cependant cette différence est loin d'être considérable, et il faut savoir
que la malade a été hémiplégique pour donner à ce signe une
signification véritablement pathologique.

Il n'en est pas de même du côté. du visage, qui présente quelques caractères intéressants, qu'on pourrait à la rigueur qualifier
d'athétose faciale. Lorsque Raimbaud est immobile, ne parle pas,
en un mot lorsqu'elle est indifférente, c'est à peine si l'on remarque
la légère asymétrie dont il a été question ; mais aussitôt
qu'elle ouvre la bouche pour dire le moindre mot, tout. le
côté gauche de son visage se contracte ; la commissure labiale
s'élève, la narine se dilate, l'orbiculaire des paupières se convulse, donnant lieu à un clignement rapide, en nn mot c'est un
tic hémiplégique de la face, survenant seulement à l'occasion des
mouvements volontaires. Les mouvements du front eux-mêmes
participent à cette sorte d'hémichorée faciale.

Absence complète du réflexe rotulien à droite. Ce symptôme
est, au contraire, très prononcé du côté gauche.

OBSERVATION XVI (PERSONNELLE).

*Hémiplégie droite. Aphasie. Chute et contusion de la jambe
droite, suivies de contracture douloureuse du membre paralysé.*

La veuve Calv... âgée de 52 ans, est hémiplégique du côté
droit depuis l'âge de 44 ans. Cette hémiplégie est survenue brusquement, quelques mois après la ménopause et n'a été précédée
que par quelques étourdissements. Pendant trois mois la malade
a été aphasique, à l'heure actuelle (juin 1879), la parole est relativement facile ; cependant quelques mots manquent encore de
temps en temps dans le courant de la phrase. Quant à l'hémiplégie elle s'est sensiblement améliorée depuis plusieurs années.
Les mouvements du bras sont presque toujours embarrassés, et
cependant la malade peut se servir de son membre pour certains
travaux. La jambe est à peu près libre bien que traînante ; la

marche est facile et n'entraîne pas de fatigue. Vers le mois de juillet de 1873 une deuxième attaque d'hémiplégie également du côté droit aurait eu lieu à la Salpêtrière, mais sans ajouter grand chose aux symptômes de la paralysie préexistante.

Le 29 mars 1879, la femme Calv... est prise d'un étourdissement subit. Elle tombe sur son siège. La jambe droite qui est plus maladroite que la jambe gauche est fortement contuse. Le bras n'est pas intéressé dans le traumatisme.

Aussitôt après cette chute, la malade se relève mais s'aperçoit qu'elle n'est plus maîtresse de sa jambe droite, qui devient tout à fait raide et contracturée au moindre mouvement. On la transporte à l'infirmerie dans le service de M. Charcot, salle Saint-Paul, n° 10. Une large ecchymose occupe la face externe de la cuisse et de la jambe droite. La pression est partout douloureuse dans ce membre : pas de fracture. Mais ce qui éveille immédiatement l'attention, c'est précisément que la pression du membre inférieur droit provoque immédiatement une contracture des muscles extenseurs de la cuisse et de la jambe. Le triceps crural et la masse musculaire des gastrocnémiens se raidit et s'indure aux excitations les plus faibles, de telle façon qu'on voit se dessiner en relief tous les muscles du membre et que la contracture, d'ailleurs très douloureuse, atteint un degré qu'on n'observe guère que dans le tétanos. Le pied est un peu tourné en dedans : il a l'attitude d'ensemble du varus équin. Lorsqu'on cherche à imprimer des mouvements aux membres, cette contracture s'accroît au point de devenir insurmontable. La flexion des orteils elle-même, qui ne constitue qu'un mouvement communiqué des plus restreints, détermine immédiatement une exagération très sensible de la raideur des extenseurs. Bien plus, on s'aperçoit quelques jours après l'admission de la malade dans le service, qu'il suffit de la découvrir en soulevant ses draps pour provoquer cet étrange phénomène. On remarque également que le bras droit, respecté cependant par le traumatisme, devien lui-même le siège d'une contraction permanente assez énergique. La main se fléchit, les doigts se replient, l'avant-bras s'applique au-devant du corps, et d'une manière générale, tous ces symptômes de contracture s'accompagnent d'une douleur assez vive.

La percussion du tendon rotulien fait tressauter la jambe aux premiers coups portés sur ce tendon, mais, immédiatement après, la raideur de tout le membre devient telle qu'il n'est plus possible d'obtenir le réflexe.

Ajoutons comme un symptôme d'une grande importance que

le côté droit est presque totalement anesthésié : le chatouillement de la pointe des pieds n'entraîne aucun mouvement réflexe. Les sensations de froid et de chaud sont également très obtuses.

Le 2 avril, la malade est transportée dans le service de M. Terrier, salle Saint-Michel, n° 2. Elle y est encore aujourd'hui, août 1879. Son état s'est considérablement amélioré, et M. de Fontaine, interne du service, a bien voulu nous communiquer à cet égard les renseignements suivants :

C'est d'une manière insensible que la contracture a diminué et que les mouvements des membres sont redevenus possibles. Le 25 avril, la malade s'est levée et, en s'aidant d'une béquille, a pu faire quelques pas dans la salle. A partir de ce jour-là l'anesthésie parut avoir manifestement diminué. Le 29, la femme Calv... marche en ne s'aidant que très peu de sa béquille ; elle peut appuyer son pied à terre sans qu'il s'ensuive une contracture aussi violente que par le passé. Il est également facile de produire le réflexe tendineux du genou plusieurs fois de suite. Après quelques excitations on arrive aussi à provoquer les secousses convulsives de la trépidation spinale.

Actuellement, la malade circule dans les cours de la Salpêtrière et ne se sert plus que d'une canne ; elle applique franchement son pied à terre et nous prévoyons l'époque très prochaine de sa complète guérison. Cependant cette femme n'est pas absolument insensible aux causes générales qui déterminent les contractures. C'est ainsi qu'une simple émotion suffit à rendre immédiatement plus embarrassés les mouvements de sa jambe droite. Lorsqu'elle voit qu'on la regarde, son pied se redresse aussitôt, et elle s'arrête en suppliant qu'on ne l'intimide pas dans le cours de ses exercices. En un mot elle est encore sous le coup de cette variété particulière de contractures qu'on a désignées sous le nom de *contractures par appréhension*.

OBSERVATION XVII (PERSONNELLE).

Atrophie musculaire chez une hémiplégique.

La nommée Marchand, 60 ans, couchée au n° 11 de la salle

Sainte-Augustine, est paralysée de tout le côté gauche depuis 26 mois. Au milieu de son travail, elle sentit tout à coup ses membres tomber; ses yeux se troublèrent; les globes oculaires tournèrent dans leurs orbites; elle eut de l'écume à la bouche, mais ne perdit pas connaissance et, pendant tout le temps que dura cette crise, ne cessa de reconnaître au son de leur voix les personnes qui l'entouraient. Il résulte de ces renseignements, assez précis, que la paralysie a été marquée à son début par une attaque épileptiforme.

A la suite de cet accident, la malade passe 20 jours à la Pitié dans le service de M. Gombault, puis elle entre à l'hôpital de Ménilmontant dans le service de M. Straus. Elle y reste un mois et de là est dirigée sur la Salpêtrière.

État actuel (juin 1879). — Hémiplégie faciale du côté gauche; hémiplégie des deux membres gauches, avec contracture.

Il y a huit mois environ, la malade dit avoir commencé à éprouver des douleurs très vives dans tout le côté gauche, et elle en éprouve encore d'une façon constante. Elle dit aussi que depuis la même époque son bras gauche a notablement maigri, principalement dans la région de l'épaule et qu'à présent « *son épaule est réduite à rien* ». Nous constatons l'exactitude de ce qu'avance la malade; comparée à l'épaule droite, l'épaule gauche est en effet excessivement amoindrie; on voit se dessiner les saillies osseuses de la clavicule de l'acromion, de l'épine scapulaire. Le deltoïde est incomparablement plus maigre que celui du côté droit. Pas d'amaigrissement de la région thénar.

La jambe est couchée sur le côté gauche, très amaigrie. La circonférence du mollet droit est de 33 centimètres; celle du mollet gauche de 30 à peine.

OBSERVATION XVIII (personnelle).

Atrophie musculaire chez une hémiplégique.

Résumé. — La nommée Marie Guéneau, âgée de 53 ans, est hémiplégique du côté droit depuis huit mois.

Examinée au mois de mars, cette femme présente une contracture des plus accentuées à droite. A cette époque, nous signa-

lons l'exagération du réflexe rotulien du côté paralysé. A partir
de cette époque, nous trouvons consignés dans l'observation les
progrès de jour en jour croissants d'une atrophie musculaire
ayant débuté par l'éminence thénar et s'étant ensuite montrée
successivement au mollet, à la cuisse et à l'épaule du côté paralysé.

Etat actuel (18 juillet 1879). — L'hémiplégie est devenue à peu
près flaccide. Cependant les doigts sont encore repliés dans la
main, et la jambe est fléchie sur la cuisse dans l'abduction et la
rotation au dehors ; mais on peut faire mouvoir les membres en
tous sens, sans éprouver de résistance.

Amaigrissement très évident de la jambe droite ; réduction
considérable de la masse musculaire du deltoïde, à travers laquelle on distingue tous les contours du squelette de l'épaule.
Quant à la région thénar et au premier espace inter-métacar-
pien, on les trouve aussi complétement atrophiés que dans une
atrophie musculaire progressive très avancée.

La différence d'intensité du réflexe rotulien est intervertie.
Aujourd'hui le signe du tendon est beaucoup plus fort du côté
sain que du côté malade.

OBSERVATION XIX (PERSONNELLE).

*Hémiplégie gauche avec contracture. Convulsions épileptiformes.
Atrophie musculaire de la jambe paralysée. Hypertrophie
graisseuse de l'épaule gauche.*

La nommée Modeste Choppart, âgée de 50 ans, entre, le 29
juillet 1878, à la Salpêtrière, et le 30 juillet à l'infirmerie, salle
Sainte-Rosalie, n° 14.

Dix mois avant son admission, elle a une attaque subite de
paralysie : c'est une hémiplégie flaccide gauche, complète, intéressant la face.

Deux ou trois mois après l'attaque, les membres paralysés deviennent raides. La contracture débute par le bras et par les
doigts de la main.

A son entrée, on constate une légère déviation de la face
et de la langue ; atrophie considérable du membre inférieur

gauche. Pas de trouble de la sensibilité. Contracture plus marquée au membre inférieur. La malade est une rhumatisante; elle accuse plusieurs attaques de rhumatisme articulaire aigu. L'auscultation ne révèle aucune lésion du cœur.

16 *octobre* 1878. — Ce matin la malade éprouve un fort étourdissement; elle vomit, elle perd incomplètement connaissance. tremblements dans les membres, principalement à gauche. La malade dit qu'elle sent ses membres du côté gauche se tourner et se raidir. Elle est demeurée quelques instants sans pouvoir parler. A la suite de cette attaque elle paraît absorbée, mais répond cependant avec assez de netteté aux questions qu'on lui fait, Elle se plaint de souffrir de la tête, surtout en arrière et dans le côté droit.

19 *octobre*. — Depuis cinq ou six jours la malade ne dort plus : dans la soirée elle accuse des étourdissements qui lui font croire qu'elle va se trouver mal. Fourmillements dans les membres paralysés, qui sont agités de petits mouvements.

4 *janvier* 1879. — Depuis le 31 décembre 1878, violent mal de tête; l'œil gauche est un peu gonflé. Les 1er, 2, 3 janvier elle va mieux. Le 4 janvier, après déjeuner, elle accuse la sensation d'une boule qui, partant de l'abdomen, remonte vers la gorge (sensation d'aura-épigastrique) : tout à coup elle pousse un cri, après avoir dit : « *Mon Dieu, que je suis malade!* » puis elle perd connaissance. Les deux mains se ferment et sont agitées par de petits mouvements convulsifs, ainsi que la jambe droite. A 2 heures 1/2 grande pâleur, puis cyanose; stertor; décubitus dorsal; mains froides, résolution complète.

Attaques subintrantes ; la malade bâille ; puis commencent les contractions toniques et cloniques du côté droit ; la main se ferme énergiquement et l'avant-bras est dans la flexion.

5 *janvier*. — La malade est mieux et répond facilement aux questions qu'on lui pose.

9 *janvier*. — Elle se plaint de palpitations de cœur. Rien de particulier à l'auscultation, sinon un dédoublement du second bruit. Elle dit aussi que depuis la nuit dernière elle souffre affreusement de la tête.

24 *janvier*. — Depuis deux ou trois jours la malade se plaint d'engourdissement dans les membres du côté gauche (paralysé) et accuse une sensation de fourmillement du même côté. Elle a des palpitations.

Dans la nuit du 23 au 24 janvier elle est très agitée et ne peut dormir. Ce matin, vers 4 heures 1/2, les palpitations deviennent plus fortes ; la respiration lui fait défaut tout à coup ; mais la malade ne perd pas complètement connaissance. La main paralysée se soulève et exécute un mouvement de supination.

La durée de l'attaque est d'environ un quart d'heure.

6 *février*. Depuis huit jours environ, la malade éprouve une lourdeur plus grande que de coutume dans le bras gauche et dans la jambe du même côté. En même temps elle accuse une sensation de froid qui court dans la main gauche, et des douleurs dans l'épaule gauche qu'elle compare aux douleurs qu'elle ressentait lorsqu'elle avait du rhumatisme. — Pendant la nuit du 5 au 6, sa jambe gauche était agitée de petites secousses, et par moment elle éprouvait de petites douleurs dans les orteils. — Palpitations plus nombreuses et plus fortes, qui s'accompagnent de battements douloureux dans l'épaule droite. — A six heures du matin, elle éprouve une sensation de chaleur dans tout le côté gauche en même temps que le membre inférieur gauche est agité de secousses. La respiration lui manque ; elle ne peut parler, mais ne perd pas complètement connaissance. A plusieurs reprises sa main gauche paralysée se soulève un peu et exécute de petits mouvements. Le membre inférieur gauche est le siège de secousses assez fortes ; la tête se tourne du côté gauche. La main droite se raidit mais n'exécute pas de mouvements.

La bouche, grande ouverte au début de l'attaque, se ferme et se recouvre d'écume.

Durée de l'attaque : dix minutes. — A la suite de cette attaque, le corps se couvre de sueur, et la malade vomit une heure après environ.

7 *février*. — Ce matin, à deux reprises, la malade a une sorte de vertige ; la première fois, un brouillard passe devant ses yeux ; la seconde fois, elle accuse une sensation de froid sur la joue gauche, et ses lèvres sont agitées de petits mouvements.

1er *mai*. — Dans la journée, Choppard se sent mal à l'aise ; douleurs dans la région frontale. — Vers cinq heures du soir, elle éprouve des fourmillements dans tout le côté paralysé et bientôt une sensation de constriction au niveau du cou. — Palpitations. — Ensuite, le bras gauche s'élève et exécute quelques mouvements cloniques ; la jambe du même côté est également agitée de petites secousses. — Puis le côté droit, bras et jambe, deviennent à leur tour le siège de mouvements convulsifs. La bouche est déviée à gauche.

Perte incomplète de connaissance. Durée : deux heures en trois reprises.

20 juin. — Depuis quelque temps la malade se plaint que son bras gauche est plus gros et plus lourd ; la masse deltoïdienne et la saillie bicipitale sont en effet plus volumineuses que du côté droit. A la palpation, on sent distinctement que, sous un pannicule graisseux très épais et mollasse ; les muscles sont sensiblement atrophiés et beaucoup moins fermes qu'à droite.

OBSERVATION XX (PERSONNELLE).

Hémiplégie gauche presque guérie. Contracture
intermittente.

La nommée Leclerc Joséphine, âgée de quarante-quatre ans, hospice de la Salpêtrière (salle St-Paul n° 7), eut une attaque de paralysie (hémiplégie gauche) le 8 janvier 1877. Depuis six mois elle éprouvait des tremblements dans les doigts de la main et dans le pied du côté gauche.

La veille de son attaque la malade était très agitée.

Le matin, en se levant, elle éprouve une douleur vive et subite dans la moitié droite de la tête (la malade compare cette douleur à celle que produirait un coup de marteau) et elle tombe aussitôt ; mais sans perdre complètement connaissance.

A la suite de cette attaque (hémiplégie flaccide gauche intéressant également la face), le soir du même jour, la mémoire se perd, la malade divague : elle reste dans cet état près de huit jours.

Au bout de deux mois, il n'y a pas encore de contracture et les mouvements commencent à revenir : ils se manifestent d'abord du côté du membre inférieur, qui peut être légèrement plié ; quelques jours après la malade peut soulever son bras.

Deux mois plus tard, c'est-à-dire quatre mois après l'attaque, la malade se plaint d'une douleur dans le coude qui se contracture. — Elle est électrisée : ce traitement entraîne la contracture de tout le côté paralysé, à l'exception de la main dont la malade peut encore se servir dans une certaine mesure.

Etat actuel. (Février 1880). — Hémiplégie gauche. On ne trouve plus trace de la paralysie faciale.

Membre supérieur gauche. — Contracture de l'épaule ; l'articulation du coude peut exécuter des mouvements de flexion et d'extension limités ; mouvements également limités dans l'articulation du poignet ; les doigts sont dans l'extension, écartés les uns des autres, dans une position forcée ; la malade peut les fléchir, mais avec beaucoup de difficulté ; et à la suite de ces mouvements, l'avant-bras et la main se mettent à trembler. — Cette contracture n'est pas tous les jours aussi marquée ; au dire de la malade, un jour le membre est très-contracturé et paraît plus léger ; le lendemain la contracture est moins marquée et le membre lui semble beaucoup plus pesant ; le troisième jour, la contracture reparaît, et ainsi de suite, d'une façon invariable. — La contracture est très douloureuse. Le membre est plus gros que celui du côté opposé : ce qui tient au développement du tissu adipeux. — La main est déformée et cette déformation rappelle beaucoup celle que l'on observe dans le rhumatisme chronique. — Les doigts sont enflés au niveau des phalanges et paraissent comme étranglés au niveau des articulations phalangiennes.

Sur tout le membre on peut trouver des plaques d'anesthésie, dispersées d'une manière trop irrégulière, pour qu'on puisse les limiter d'une façon précise.

La percussion du tendon olécrânien ne paraît pas déterminer de réflexe. Membre inférieur très-légèrement contracturé. Cependant la malade exécute quelques mouvements de flexion et d'extension du genou. L'articulation de la hanche reste immobile. Le gros orteil est dans l'extension forcée, sa première phalange est perpendiculaire au premier métatarsien. Le petit orteil est également immobile, mais dans sa position normale. Les trois autres orteils peuvent exécuter quelques mouvements.

Réflexe du genou très marqué. Trépidation spinale provoquée..

OBSERVATION XXI (PERSONNELLE).

*Hémiplégie droite avec aphasie. Contracture secondaire ; dimi-
nution de cette contracture coïncidant avec une atrophie musculaire.*

La nommée Aub... âgée de 64 ans, est couchée salle Sainte-
Augustine, n° 10 (service de M. le professeur Charcot).

Le 18 octobre 1875, étant occupée à laver du linge, elle s'aperçoit tout d'un coup qu'il lui est impossible de lever le bras droit ;
puis, voulant marcher, elle s'affaisse sur le côté droit et se re-
tient en s'appuyant de la main gauche à un mur. Elle essaye de
parler, mais cela lui est impossible. En somme, attaque paralytique sans apoplexie et même, sans le moindre trouble de l'intelligence. Elle entre le lendemain à l'Hôtel-Dieu, où elle séjourne
pendant trois mois, et est admise à la Salpêtrière en juin 1876.

État actuel (juin 1878). — Paralysie faciale droite. L'hémiplégie des membres paraît s'être considérablement améliorée ; en
effet, les mouvements du bras sont possibles dans une certaine
mesure. La malade ne peut mettre la main sur sa tête; mais ses
doigts ont conservé assez de liberté pour qu'elle puisse s'occuper
toute la journée à faire de la charpie. Cette amélioration est
d'autant plus remarquable qu'il y a un an, à pareille époque, la
malade était paralysée et contracturée dans l'extension, au
point qu'elle ne pouvait s'en servir pour le moindre usage.
Dans la jambe, les symptômes de contracture ont subi également
une modification très sensible. Le pied est dans l'extension,
légèrement contracturé en varus équin, mais l'articulation est
parfaitement mobile. Quant aux réflexes tendineux, ils offrent
une anomalie apparente qui consiste en ce que la percussion du
tendon rotulien, au lieu de déterminer le brusque mouvement
d'élévation du pied, produit une élévation progressive de
la jambe, qui finit par se placer dans la situation de rigidité
presque absolue d'une contracture hystérique. Du côté sain, le
réflexe rotulien est normal.

La malade fait remarquer spontanément que, dans les premiers mois de sa maladie, la contracture du membre inférieur

était beaucoup plus prononcée qu'elle ne l'est actuellement. Par conséquent, il y a un an environ que la contracture des deux membres paralysés s'est transformée en une flaccidité relative. En outre, la malade signale ce fait non moins important qu'à partir de la même époque elle a commencé à éprouver des douleurs dans le bras et dans la jambe, mais surtout dans la jambe, douleurs qu'elle compare à des *tiraillements des nerfs*. Elle dit aussi que, coïncidemment avec l'apparition de ces douleurs, elle a remarqué un amaigrissement progressif du côté paralysé et particulièrement de la jambe. La mensuration comparative des membres permet en effet de constater une notable différence, au détriment du membre paralysé, surtout dans la région des muscles du mollet, et il semble même tout à fait certain que le membre est raccourci dans sa totalité.

OBSERVATION XXII

(due à l'obligeance de M. Paul Segond, prosecteur de la Faculté).

Contracture douloureuse du triceps brachial symptomatique d'une contusion du coude droit.

Le nommé Peyres, Jean-Marie, âgé de 32 ans, employé à la Compagnie des Omnibus, entre à l'hôpital Necker le 11 février 1879 dans le service de M. le professeur Guyon (salle Saint-André, n° 1).

Ce malade est tombé du haut d'un omnibus dans la matinée et s'est fait transporter à l'hôpital aussitôt après sa chute. Il répond fort mal aux questions qui lui sont adressées et ne fournit aucun renseignement précis sur l'accident dont il a été victime. On constate des traces de contusion légère au niveau des jambes et de la face.

Le triceps brachial droit est violemment contracturé. Le membre supérieur est dans l'extension forcée et toute tentative de flexion éveille des douleurs très-vives. L'articulation du coude est douloureuse aux deux extrémités de son interligne; elle est un peu tuméfiée et il y a tout lieu de penser qu'il existe une entorse légère. Les douleurs produites par les mouvements de flexion ont leur maximum au niveau de la jointure et s'irradient dans le triceps jusqu'à la partie supérieure du bras. Le corps du muscle est douloureux à la pression. Il existe une légère éraflure à la partie postérieure du coude, mais il n'y a pas trace d'ecchymose. On porte le diagnostic : contusion du coude avec contracture symptomatique du triceps.

Le membre est fléchi brusquement et immobilisé dans une gouttière coudée à angle droit. De larges cataplasmes sont appliqués sur toute l'étendue du membre.

La contracture disparaît trois jours après et le malade quitte l'hôpital le 17 février complétement guéri.

OBSERVATION XXIII (Paul Segond).

Contracture douloureuse des adducteurs de la cuisse droite.

Le nommé Frambourg, Jules, âgé de 35 ans, journalier, entre à l'hôpital Saint-Antoine le 22 juillet 1876 dans le service de M. Terrillon (salle Saint-Ferdinand, n° 27).

Ce malade est admis à l'hôpital pour une douleur très-violente qu'il ressent au niveau de la partie supéro-interne de la cuisse droite et qui l'empêche de marcher depuis cinq jours.

Toute la masse musculaire de la moitié supérieure et interne de la cuisse droite est douloureuse à la pression, mais il existe un troisième point douloureux maximum à quatre travers de doigt, au-dessous du ligament de Fallope et vers la partie interne du triangle de Scarpa. A deux travers de doigt au-dessous de ce point douloureux maximum et sur la même ligne verticale, se voit la cicatrice d'un coup d'épée reçu en 1870. Le malade raconte que l'extrémité de la lame avait pénétré à 5 centimètres au moins.

La flexion et l'extension de la cuisse ne font pas souffrir le malade, mais l'abduction est impossible et réveille des douleurs excessives. Les renseignements fournis par la palpation ne laissent aucun doute sur l'état de contracture des adducteurs. Le diagnostic de la cause reste absolument indéterminé. La cicatrice du coup d'épée est indolente. Les articulations du bassin sont absolument saines. Le squelette, dans quelque point qu'on l'examine, est indemne de toute lésion.

Le malade jouit d'ailleurs d'une bonne santé. Il s'est toujours bien porté et n'est en puissance d'aucun état diathésique. M. Terrillon ordonne des douches froides quotidiennes sur la région douloureuse. Quinze jours après, la guérison est complète. Exeat.

OBSERVATION XXIV (Paul Segond).

Contracture douloureuse du triceps à la suite d'une contusion du coude gauche.

Il s'agit d'un homme entré en 1876 dans le service de M. Terrillon à Saint-Antoine.

Ce malade était tombé sur le coude gauche. Quelques heures après, contracture douloureuse du biceps. La palpation ne laisse aucun doute. Membre fléchi à angle droit. Extension spontanée impossible. Flexion spontanée ou provoquée possible et peu dououreuse. Extension forcée horriblement douloureuse. Immobilisation dans une gouttière à angle droit. Cataplasme. Guérison en quelques jours. Le biceps contracturé faisait corde saillante en avant. A première vue on en vint à croire à une luxation en arrière.

TABLE DES MATIÈRES

VERSAILLES. — IMP. CERF ET FILS, 59, RUE DU PLESSIS.

PUBLICATIONS

DU

PROGRÈS MÉDICAL

6, rue des Ecoles, 6

LE PROGRÈS MÉDICAL

JOURNAL DE MÉDECINE, DE CHIRURGIE ET DE PHARMACIE

Rédacteur en chef : **BOURNEVILLE.**

Paraissant le samedi par cahier de 24 p. in-4° compacte sur 2 colonnes
Un an, 20 fr. — 6 mois, 10 fr.

Pour les étudiants en médecine : un an, 12 fr.

Les Bureaux du **Progrès médical** *sont ouverts de midi à cinq heures.*

ABADIE. Sur la valeur séméiologique de l'hémiopie dans les affections cérébrales. In-8 de 12 pages. 0 fr. 40 c. — Pour les abonnés du *Progrès*, 30 cent.

AIGRE (D.). Etude clinique sur la métalloscopie et la métallothérapie externe dans l'anesthésie. Un vol. de 86 pages. — Prix : 2 fr. 50. — Pour nos abonnés,   1 fr. 75.

AVEZOU (J.-C.). De quelques phénomènes consécutifs aux contusions des troncs nerveux du bras et à des lésions diverses des branches nerveuses digitales (étude clinique) avec quelques considérations sur la distribution anatomique des nerfs collatéraux des doigts. Un vol. in-8 de 144 pages. — Prix : 3 fr. 50. — Pour nos abonnés,   2 fr. 50

BALZER (F.). Contribution à l'étude de la Broncho-Pneumonie, in-8 de 84 pages, orné d'une planche en chromo-lithographie. — Prix : 2 fr. 50. — Pour les abonnés du *Progrès*,   1 fr. 75

BÉHIER. Etude de quelques points de l'urémie (clinique, théories, expériences), leçons recueillies par H. LIOUVILLE et I. STRAUS. In-8 de 24 pages, 60 cent. — Pour les abonnés du *Progrès médical*,   40 cent.

BÉHIER. De la pellagre sporadique. Leçons faites à l'Hôtel-Dieu en 1873. recueillies par Liouville (H.) et Straus (I.). Paris, in-8 de 24 pages, 60 cent. — Pour les abonnés du *Progrès*,   40 cent.

BESSON (I.). Dystocie spéciale dans les accouchements multiples. Vol. in-8 de 92 p. — Prix : 2 fr. — Pour les abonnés du *Progrès*,   1 fr. 25.

BÉTOUS (I.). Etude sur le tabes spasmodique. In-8 de 48 pages.   1 fr. 50 — Pour les abonnés,   1 fr.

BIOT (C). Contribution à l'étude du phénomène respiratoire de Cheyne-Stokes (avec tracés pneumographiques et sphygmographiques). Paris 1876, in-8. — Prix : 1 fr. — Pour les abonnés du *Progrès médical*,   60 c.

BITOT. Essai de topographie cérébrale par la cérébrotomie méthodique. — Conservation des pièces normales et pathologiques par un procédé particulier. Un volume in-4° de 40 pages de texte avec 7 figures intercalées et 17 planches en photographie représentant des coupes cérébrales. 1878. — Prix : 12 fr. — Pour les abonnés du *Progrès médical,* 9 fr.

BLONDEAU (A.). Étude clinique sur le pouls lent permanent avec attaques syncopales et épileptiformes. Un vol. in-8 de 72 pages. — Prix : 2 fr. — Pour nos abonnés, 1 fr. 35.

BOURNEVILLE et REGNARD. Iconographie photographique de la Salpêtrière. Cet ouvrage paraît par livraisons de 8 à 16 pages de texte et 4 photo-lithographies. Douze livraisons forment un volume. Les *deux premiers volumes* sont en vente. — Prix de la livraison : 3 fr. — Prix du volume : 30 fr. — Pour les *abonnés* du *Progrès médical,* prix de la livraison, 2 fr., prix du volume, 20 fr. — Nous avons fait relier quelques exemplaires dont le texte et les planches sont montés sur onglets ; demi-reliure, tranche rouge, non rognés. — Prix de la reliure, 5 fr.

BOURNEVILLE. Science et miracle : *Louise Lateau* ou la *Stigmatisée belge.* In-8 de 72 pages avec 2 fig. dans le texte et une eau forte dessinée par P. Richer, 2 fr. 50. 2e édition, revue, corrigée et augmentée. — Prix : 2 fr. 50 — Pour nos abonnés. 1 fr. 50.

BOURNEVILLE. Mémoire sur la condition de la bouche chez les idiots, suivi d'une étude sur la médecine légale des aliénés. Paris, 1863. Gr. in-8 de 28 pages à deux colonnes. 1 fr. — Pour nos abonnés, 70 cent.

BOURNEVILLE. Le choléra à l'hôpital Cochin (Etude clinique). Paris, 1865. In-8 de 48 pages, 1 fr. — Pour les abonnés du *Progrès,* 70 cent.

BOURNEVILLE et TEINTURIER. G. V. Townley, ou du diagnostic de la folie au point de vue légal. Paris, 1865. In-8 de 16 pages. 0 fr. 50. — Pour les abonnés du *Progrès,* 35 cent.

BOURNEVILLE. Etudes cliniques et thermométriques sur les maladies du système nerveux. Premier fascicule : Hémorrhagie et ramollissement du cerveau. Paris 1872. In-8 de 168 pages avec 22 fig. 3 fr. 50. — Pour nos abonnés, 2 fr. 50. Deuxième fascicule : Urémie et Eclampsie puerpérale ; Epilepsie et Hystérie Paris, 1873. In-8 de 160 pages, avec 14 fig. 3 fr. 50. — Pour nos abonnés. 2 fr. 50.

BOURNEVILLE. Recherches cliniques et thérapeutiques sur l'épilepsie et l'hystérie. In-8 de 200 pages avec 5 fig. dans le texte et 3 planches. 4 fr. — Pour nos abonnés. 2 fr. 75.

BOURNEVILLE. Notes et observations cliniques et thermométriques sur la fièvre typhoïde. In-8° compacte de 80 pages, avec 10 tracés en chromo-lithographie. 3 fr. — Pour nos abonnés, 2 fr.

BOURNEVILLE et L. GUÉRARD. De la sclérose en plaques disséminées. Vol. gr. in-8 de 240 p. avec 10 fig. et 1 pl. 4 fr. 50. — Pour nos abonnés, 3 fr.

BOURNEVILLE et VOULET. De la contracture hystérique permanente ou appréciation scientifique des miracles de Saint-Louis et de Saint-Médard. In-8. 2 fr. 50. — Pour nos abonnés, 1 fr. 75.

BOYER (H. Cl. de). Etudes topographiques sur les lésions corticales des hémisphères cérébraux. Volume in-8 de 190 pages, avec 104 figures intercalées dans le texte et une planche. Paris, 1879. — Prix : 6 fr., pour nos abonnés, 4 fr.

BRISSAUD (E.) et MONOD (E). Contribution à l'étude des tumeurs congénitales de la région sacro-coccygienne, 1877, in-8 de 16 pages. — Prix : 50 cent. — Pour les abonnés du *Progrès,* 35 cent.

BRISSAUD. (*Voir* FOURNIER.)

BUDIN (P.). Recherches physiologiques et cliniques sur les accouchements Paris, 1876. In-8 de 36 pages avec figures. 1 fr. — Pour nos abonnés, 65 cent

Budin (P.). De la tête du fœtus au point de vue de l'obstétrique. Recherches cliniques et expérimentales. Gr. in-8 de 112 pages, avec de nombreux tableaux, dix figures intercalées dans le texte, 36 planches noires et une planche en chromo-lithographie. — Prix : 10 fr. — Pour les abonnés du *Progrès*, 6 fr.

Cartaz (A.). Notes et observations sur le tétanos traumatique. In-8 50 cent. — Pour les abonnés du *Progrès*, 35 cent.

Chabbert (L.). De l'anthrax des lèvres, ses complications, son traitement. Paris 1877, in-8 de 44 pages. — Prix : 1 fr. 50. — Pour les abonnés du *Progrès*, 1 fr.

Charcot (J.-M.). Leçons sur les maladies du système nerveux, faites à la Salpêtrière, recueillies et publiées par Bourneville. Tome I : Troubles trophiques ; — Paralysie agitante ; — Sclérose en plaques ; — Hystéro-épilepsie. Paris, 1875, 2ᵉ édition. In-8 de 428 pages avec 25 figures et 10 planches en chromo-lithographie. 13 fr. — Pour nos abonnés, 10 fr.

Charcot (J.-M.). Leçons sur les maladies du système nerveux, faites à la Salpêtrière, recueillies et publiées par Bourneville. Tome II : *Des anomalies de l'ataxie locomotrice* ; — *De la compression lente de la moelle épinière* (mal de Pott, cancer vertébral, etc.) ; — *Des amyotrophies* (paralysie infantile, paralysie spinale de l'adulte, atrophie musculaire protopathique, sclérose des cordons latéraux, etc.). — *Tabes dorsal spasmodique* ; — *Hémichorée post-hémiplégique* ; — *Paraplégies urinaires* ; — *Vertige de Ménière* ; — *Epilepsie partielle d'origine syphilitique* ; — *Athétose* ; — *Appendice, etc.* — Prix : 14 fr. — Pour nos abonnés, 10 fr.

Charcot (J.-M.). Leçons sur les localisations dans les maladies du cerveau, recueillies et publiées par Bourneville. In-8 de 168 pages avec 45 figures dans le texte. — Prix : 5 fr. — Pour nos abonnés, 4 fr.

Charcot (J.-M.). Leçons sur les maladies du foie, des voies biliaires et des reins, faites à la Faculté de médecine de Paris, recueillies et publiées par Bourneville et Sevestre. Un volume in-8 de 400 pages, orné de figures et de sept planches chromo-lithogr. — Prix : 10 fr. — Pour nos abonnés, 7 fr.

Charcot (J.-M.). Leçons cliniques sur les maladies des vieillards et les maladies chroniques. Un fort volume in-8 de 310 pages avec figures dans le texte et 3 planches en chromo-lithographie. — Prix cartonné à l'anglaise, 8 fr. — Pour nos abonnés, 7 fr.

Charcot (J.-M.) et Gombault. Note sur un cas de lésions disséminées des centres nerveux observées chez une femme syphilitique. in-8° avec planches chromo-lithog. — Prix : 1 fr. — Pour les abonnés du *Progrès médical*, 70 cent.

Charcot (J.-M.). De l'anaphrodisie produite par l'usage prolongé des préparations arsenicales. Paris, 1864. In-8. 0 fr. 50. — Pour les abonnés du *Progrès*, 35 cent.

Chouppe (H.). Recherches thérapeutiques et physiologiques sur l'ipéca. Paris, 1873. In-8 de 40 pages. 1 fr. — Pour nos abonnés, 70 cent.

Cornillon (J.). La folie des grandeurs. In-8 de 60 pages. 2 fr. 50. — Pour nos abonnés, 1 fr. 70.

Cornillon (J.). De la contracture uréthrale dans les rétrécissements péniens. In-8° de 60 pages. 1 fr. 50. — Pour nos abonnés, 1 fr.

Cornillon (J.). Action physiologique des alcalins dans la glycosurie. Prix : 60 c. — Pour nos abonnés, 40 cent.

Cornillon (J.). Rapports du diabète avec l'arthritis et de la dyspepsie avec les maladies constitutionnelles. Un volume in-8 de 48 pages. — Paris, 1878. — Prix : 1 fr. 50 ; pour les abonnés du *Progrès*, 1 fr.

Cuffer. Des causes qui peuvent modifier les bruits de souffle intra et extra-cardiaques, et en particulier de leurs modifications sous l'influence des changements de la position des malades. Valeur séméiologique de ces modifications. — Prix : 1 fr. 50. — Pour nos abonnés, 1 fr.

DAREMBERG (G.). Les méthodes de la chimie médicale. In-8 de 19 pages. — Prix : 60 c. — Pour nos abonnés, 40 cent.

DEBOVE. Notes sur la méningite spinale tuberculeuse, sur l'hémiplégie saturnine et l'hémianesthésie d'origine alcoolique. Brochure in-8 de 24 pages, Prix : 90 c., pour nos abonnés, 60 c.

DEBOVE (*Voir* LIOUVILLE).

DEHENNE (A.). Note sur une cause peu connue de l'érysipèle. Paris, 1874. In-8, 0 fr. 50. — Pour nos abonnés, 35 cent.

DEJERINE (J.). Recherches sur les lésions du système nerveux dans la paralysie ascendante aiguë. Un volume in-8 de 66 pages. — Paris 1879. — Prix : 2 fr. — Pour nos abonnés, 1 fr. 50

DELASIAUVE. De la clinique à domicile et de l'enseignement qui s'y rattache, dans ses rapports avec l'assistance publique. Paris, 1877, in-8 de 16 p. Prix : 50 c. — Pour nos abonnés, 35 cent.

DELASIAUVE. Du double caractère des phénomènes psychiques. Prix : 50 cent. — Pour nos abonnés, 35 cent.

DELASIAUVE. Classification des maladies mentales ayant pour double base la psychologie et la clinique. Paris, 1877. In-8 de 24 pages. — Prix : 50 cent.

DELASIAUVE. Traité de l'épilepsie. Un gros volume in-8 de 560 pages. — Prix : 3 fr. 50. — Pour nos abonnés, 2 fr. 50

DELASIAUVE (J.). Journal de médecine mentale, résumant au point de vue médico-psychologique, hygiénique, thérapeutique et légal, toutes les questions relatives à la folie, aux névroses convulsives et aux défectuosités intellectuelles et morales, à l'usage des médecins praticiens, des étudiants en médecine, des jurisconsultes, des administrateurs et des personnes qui se consacrent à l'enseignement. Dix volumes (1860-1870). — Prix : 50 fr. — Pour les abonnés du *Progrès médical*, 40 fr.

DRANSART (H.-N.). Contribution à l'anatomie et à la physiologie pathologiques des tumeurs urineuses et des abcès urineux. In-8° de 32 pages avec 1 figure, 70 cent. — Pour les abonnés, 40 cent.

DU BASTY. De la piqûre des hyménoptères porte-aiguillon. Gr. in-8 de 48 pages. 1 fr. 25. — Pour les abonnés du *Progrès*, 85 cent.

DUPLAY (S.). Leçon sur les périarthrites coxo-fémorales, recueillie par H. DURET. In-8 de 20 pages. 60 cent. — Pour nos abonnés, 40 cent.

DUPLAY (S.). Conférences de clinique chirurgicale, faites aux hôpitaux de Saint-Louis et Saint-Antoine, recueillies et publiées par Duret et Marot, internes des hôpitaux. — In-8 de 180 pages. Prix : 3 fr. 50. — Pour les abonnés du *Progrès*, 2 fr. 50.

DUPLAY (S.). Conférences de cliniques chirurgicales faites à l'hôpital Saint-Louis, recueillies et publiées par E. Golay et Cottin. In-8 de 150 pages. — Prix : 3 fr. — Pour nos abonnés, 2 fr.

DUPUY (L.-E.). Etude sur quelques lésions du mésentère dans les hernies. In-8° de 16 pages, 50 cent. — Pour les abonnés. 35 cent.

DURET (H.). Etudes expérimentales et cliniques sur les traumatismes cérébraux. Un volume in-8° de 330 pages, orné de 18 planches doubles en chromo-lithographie et lithographie, et de 39 figures sur bois intercalées dans le texte. Paris, 1878. Premier volume, prix : 15 fr.; pour nos abonnés, 10 fr.

FERRIER. Recherches expérimentales sur la physiologie et la pathologie cérébrales. Traduction avec l'autorisation de l'auteur, par H. Duret. In-8° de 74 p. avec 11 fig. dans le texte, 2 fr. — Pour nos abonnés. 1 fr. 35.

Fournier (A). De la pseudo-paralysie générale d'origine syphilitique. Leçons recueillies par E. Brissaud. Paris 1878. In-8 de 24 pages. — Prix : 1 fr. — Pour les abonnés, 65 cent.

Giraldès (J.-A.). Recherches sur les kystes muqueux du sinus maxillaire. — Prix : 1 fr. 50. — Pour nos abonnés, 1 fr.

Giraldès (J.-A.). Etudes anatomiques ou recherche sur l'organisation de l'œil considéré chez l'homme et dans quelques animaux. Paris 1836. In-4° de 83 pages avec 7 planches. — Prix : 3 fr. 50. — Pour nos abonnés, 2 fr. 50.

Giraldès (J.-A.). Des luxations de la mâchoire. Paris 1844. In-4° de 50 pages avec 2 planches. — Prix : 2 fr. — Pour nos abonnés, 1 fr. 35.

Giraldès (J.-A.). De l'anatomie appliquée aux beaux-arts. Cours professé à l'Athénée des Beaux-Arts. Compte rendu par Mlle Lina Jaunez. Paris 1856. In-8 de 8 pages. — Prix : 50 cent.

Giraldès (J.-A.). Plan général d'un cours d'anatomie appliqué aux beaux-arts. Paris 1857. In-8 de 8 pages. — Prix : 50 cent.

Giraldès (J.-A.). Recherches anatomiques sur le corps innominé. Paris, 1861. In-8 de 12 pages avec 5 planches. — Prix : 1 fr. 50. — Pour nos abonnés, 1 fr.

Giraldès (J.-A). De la fève de Calabar, note présentée au congrès médico-chirurgical de France tenu à Rouen le 30 septembre 1863. Paris 1864, in-8 de 8 pages avec figures. — Prix : 50 cent.

Giraldès (J.-A.). Note sur les tumeurs dermoïdes du crâne. Paris 1866. In-8 de 7 pages. Prix : 40 cent.

Giraldès (J.-A.). Sur un point du traitement de la périostite phlegmoneuse diffuse. Paris 1874. In-8 de 12 pages. Prix 50 cent.

Golay (E.). Des abcès douloureux des os. Un volume in-8 de 162 pages. — Paris, 1879. — Prix : 3 fr. 50 ; pour nos abonnés, 2 fr. 50

Gombault. Etude sur la sclérose latérale amyotrophique. — Prix : 2 fr. — Pour nos abonnés, 1 fr. 35.

Hayem (G.). Leçons cliniques sur les manifestations cardiaques de la fièvre typhoïde, recueillies par Boudet de Paris. In-8 de 88 pages avec 5 figures. Prix : 2 fr. 50. — Pour les abonnés, 1 fr. 70

Kelsch (A.). Note pour servir à l'histoire de l'endocardite ulcéreuse. In-8° — Prix : 50 cent. — Pour nos abonnés, 35 cent.

Landolt (E.). Leçons sur le diagnostic des maladies des yeux, faites à l'école pratique de la Faculté de médecine de Paris pendant le semestre d'été de 1875, recueillies par Charpentier. Paris, 1877. In-8 de 204 pages. — Prix : 6 fr. — Pour nos abonnés, 4 fr.

Landouzy (L.). Trois observations de rage humaine ; réflexions. In-8° de 16 pages, 50 cent. — Pour les abonnés, 35 cent.

Laveran (A.) Un cas de myélite aiguë. 1876. In-8 de 13 p. 30 cent.

Laveran. Tuberculose aiguë des synoviales, 50 cent.

Leloir (H.). Contribution à l'étude du rhumatisme blennorrhagique, brochure in-8 de 24 pages. — Prix : 75 c. — Pour les abonnés du *Progrès*, 50 c.

Liouville (H.) Contribution à l'étude de la paralysie générale progressive des aliénés. In-8°, 50 cent. — Pour nos abonnés, 35 cent.

Liouville (H.). Nouveaux exemples de lésions tuberculeuses dans la moelle épinière. In-8, 50 cent. — Pour nos abonnés, 35 cent.

Liouville et Debove. Note sur un cas de mutisme hystérique, suivi de guérison. Paris, 1876. In-8.   30 cent.

Liouville. (*Voir* Béhier).

Longuet (F.-E.-M.). De l'influence des maladies du foie sur la marche des traumatismes. In-8 de 124 pages, 4 fr. — Prix pour nos abonnés : 2 fr. 75.

Manuel de la garde-malade et de l'infirmière, publié sous la direction du Dr Bourneville, par MM. Blondeau, de Boyer, Éd. Brissaud, H. Duret, G. Maunoury, Monod, Poirier, P. Regnard, Sevestre et P. Yvon, rédacteurs du *Progrès médical*. — Ouvrage formant trois volumes in-16. —
1er volume : *Anatomie et Physiologie*, 180 pages, 8 figures. Prix : 2 fr.
2e volume : *Pansements*, 316 pages, 60 gravures, prix : 3 fr. 50.
3e volume : *Administration des Médicaments*, 160 pages, prix : 2 fr. —
Pour nos abonnés, l'ouvrage complet, broché, prix   5 fr.
Nous avons fait faire un élégant cartonnage anglais pour chacun des trois volumes du Manuel. — Prix par volume 75 c., l'ouvrage complet, 2 fr.

Marcano (G.) Des ulcères des jambes entretenus par une affection du cœur. In-8. 1 fr. 25. — Pour nos abonnés,   85 cent.

Marcano (G.). De l'étranglement herniaire par les anneaux de l'épiploon. Paris, 1872. In-8 de 8 pages. — Prix :   30 cent.

Marcano. De la psoïte traumatique, in-8° de 160 pages. — Prix : 3 fr. — Pour nos abonnés,   2 fr.

Marcano. Notes pour servir à l'histoire des kystes de la rate. — Prix : 60 cent.
— Pour nos abonnés,   40 cent.

Marsat (A.). Des usages thérapeutiques du *nitrite d'amyle*. In-8 de 48 pages. 1 fr. 25. — Pour nos abonnés,   85 cent.

Maunoury (G.). Les hôpitaux-baraques et les pansements antiseptiques en Allemagne. Paris 1877, in-8 de 20 pages. — Prix : 1 fr. — Pour les abonnés du *Progrès*,   70 cent.

Miot (C.). De la myringodectomie ou perforation artificielle du tympan. In-8 de 169 pages avec 16 figures intercalées dans le texte. — Prix : 3 fr. 50
— Pour les abonnés du *Progrès médical*,   2 fr. 50.

Miot (C.). De la Ténotomie du muscle tenseur du tympan. Volume in-8° de 56 pages orné de 11 figures intercalées dans le texte. Paris, 1878. Prix : 1 fr. 50 ; pour les abonnés du *Progrès*,   1 fr.

Onimus. Des applications chirurgicales de l'électricité. Leçons recueillies par Bonnefoy. In-8 de 16 pages, avec 4 figures, 60 c. — Pour nos abonnés. 40 cent.

Ory (E.). Maladies de la peau. Notes de thérapeutique, recueillies aux cliniques dermatologiques de M. le professeur Hardy, à l'hôpital St-Louis. Paris, 1877. In-8 de 40 pages. — Prix : 1 fr. — Pour nos abonnés, 70 cent.

Oulmont (P.). Etude clinique sur l'athétose. Paris, 1878. In-8 de 116 pages avec figures. — Prix : 3 fr. — Pour nos abonnés,   2 fr.

Parrot. Cours d'histoire de la médecine. Leçon d'ouverture du 21 novembre 1876. Paris, 1877. In-8 de 20 pages. — Prix : 60 c. — Pour nos abonnés,   40 cent.

Pasturaud (D.). Etude sur les cals douloureux. In-8 de 64 pages. 2 fr.
— Pour nos abonnés.   1 fr. 35.

Pathault (L.). Des propriétés physiologiques du Bromure de Camphre et de ses *usages thérapeutiques*. In-8 de 48 pages, 1 fr. 50. — Pour nos abonnés, 1 fr.

Peltier (G.). De la triméthylamine et de son usage dans le traitement du rhumatisme articulaire aigu. In-8 compacte de 34 pages, 60 cent. — Pour nos abonnés,   40 cent.

Peltier (G.). Etude sur la cécité congénitale. Paris, 1869. In-8 de 36 pages. — Prix : 1 fr. — Pour nos abonnés, 70 cent.

Peltier (G.). L'ambulance n° 5. Paris, 1871. In-8 de 110 pages. 1 fr.

Pitres (A.). Recherches sur les lésions du centre ovale des hémisphères cérébraux, étudiées au point de vue des localisations cérébrales. Paris, 1877. In-8 de 148 pages, avec deux planches chromo-lithographiques. — Prix : 4 fr. — Pour nos abonnés, 2 fr. 70.

Poinsot (G.). Contribution à l'histoire clinique des tumeurs du testicule, brochure in-8 de 28 pages. Prix : 1 fr.; pour nos abonnés, 70 cent.

Questionnaire pour le 1er examen de doctorat. Recueil de séries d'examens subis récemment (en 1876) à la Faculté de médecine de Paris, indiquant : 1° La composition du jury pour chaque série; 2° La préparation anatomique de chaque candidat; 3° Les questions orales auxquelles le candidat a dû répondre ensuite; 4° Enfin le résultat de l'examen dans chaque série; suivi de questions sur les accouchements, recueillies au cinquième examen de doctorat et aux examens de sage-femme. Paris, 1876. In-16 de 31 pages. — Prix : 1 fr. — Pour nos abonnés, 70 cent.

Ranvier (L.). Leçon d'ouverture du cours d'anatomie générale au Collége de France. Paris, 1876. In-8 de 16 pages. — Prix, 60 c. — Pour nos abonnés, 40 cent.

Raymond (F.). Etude anatomique, physiologique et clinique sur l'hémichorée, l'hémianesthésie et les tremblements symptomatiques. In-8 de 140 pages avec figures dans le texte et 3 planches. 3 fr. 50. — Pour nos abonnés, 2 fr. 50.

Reclus (P.). Du tubercule du testicule et de l'orchite tuberculeuse. In-8 de 212 pages avec 5 planches en chromo-lithographie, 5 fr. — Pour nos abonnés, 4 fr.

Reclus (P.). De l'épithélioma térébrant du maxillaire supérieur. Paris, 1876. In-8 de 4 pages. — Prix : 20 cent.

Reclus (P.). La fontaine d'Ahusquy, brochure in-8 de 30 pages. — Prix : 1 fr. — Pour les abonnés, 70 c.

Reclus (P.). Des ophthalmies sympathiques. Un fort volume in-8 de 210 pages. — Prix : 5 fr. pour les abonnés du *Progrès médical*, 4 fr.

Regnard (P.). Recherches expérimentales sur les variations pathologiques des combustions respiratoires. Un fort volume in-8° de 394 pages, enrichi de 100 gravures dans le texte. — Paris, 1879. — Prix : 10 fr.; pour les abonnés, 7 fr.

Ribemont (A.). Recherches sur l'insufflation des nouveau-nés et description d'un nouveau tube laryngien. Un volume in-8 de 40 pages et 8 planches. — Paris, 1878. — Prix : 3 fr. 50; pour nos abonnés, 2 fr. 50

Roque (F.). Des dégénérescences héréditaires produites par l'intoxication saturnine lente. Paris, 1872. In-12 de 15 pages. — Prix : 30 cent.

Rosapelly (Ch. L.). Recherches théoriques et expérimentales sur les causes et le mécanisme de la circulation du foie. Un volume in-8 de 76 pages orné de 24 figures. — Prix : 3 fr.; pour nos abonnés, 2 fr.

Schémas pour relever à l'autopsie les lésions cérébro-spinales. Feuille carrée contenant 13 figures. — Prix : 20 cent.

Seguin (E.-C). Registre memento d'observations, pour conserver toutes les observations faites au lit du malade. Paris, 1878. — Prix : 60 cent.

Straus. (*Voir* Béhier.)

Tarnier. De l'influence du régime lacté dans l'albuminurie des femmes enceintes et de son indication. 50 cent.

Thaon (L.). Recherches cliniques et anatomo-pathologiques sur la tuberculose. Grand in-8° de 112 pages, avec 2 planches en chromo-lithographie, 4 fr. 50. — Pour nos abonnés, 3 fr.

Thaon (L.). Clinique climatologique des maladies chroniques. — 1er fascicule : phthisie pulmonaire. Un volume grand in-8 de 164 pages, avec 2 planches de tracés de température. Paris 1877. — Prix : 4 fr.; pour les abonnés, 2 fr. 75

Téinturier (E.). Les Skoptzy, étude médico-légale sur une secte religieuse russe dont les adeptes pratiquent la castration. — Un joli volume in-12 orné de gravures représentant les différents modes de castration employés par ces fanatiques. — Prix : 1 fr. 50. — Pour les abonnés du *Progrès médical*, 1 fr.

Terrillon. Des troubles de la menstruation après les lésions chirurgicales ou traumatiques. In-8 de 22 pages, 60 cent. — Pour les abonnés, 40 cent.

Terrillon. Contribution à l'étude des gommes syphilitiques du testicule ou sarcocèle gommeux. — Prix : 50 c. — Pour nos abonnés, 35 cent.

Trélat (U.). Leçons de clinique chirurgicale, professées à l'hôpital de la Charité (1875-1876), recueillies et rédigées par A. Cartaz. Paris, 1877. In-8 de 127 pages. — Prix : 3 fr. — Pour nos abonnés, 2 fr.

Villard (F.). De l'aphasie ou la perte de la parole et de la localisation du langage articulé, par le Dr Batman, traduit de l'anglais par F. Villard. Un volume in-8° de 128 pages. Paris, 1870. Prix : 2 fr.; pour les abonnés. 1 fr. 25.

Villard (F.). Notice hygiénique et médicale sur l'Attique. Brochure in-8 de 30 pages. Prix : 1 fr. Pour nos abonnés, 70 cent.

Le Progrès médical : tome I (1873), épuisé. — Tome II (1874), épuisé. — Tome III (1875), vol. in-4° de 800 pages avec 50 figures, prix : 16 fr. — Tome IV (1876), vol. in-4° de 960 pages, prix : 16 fr. — Tome V (1877), vol. in-4° de 1100 pages, prix : 20 fr. — Tome VI (1878), vol. in-4° de 1020 pages, prix : 20 fr.

Les Bureaux du PROGRÈS MÉDICAL sont ouverts de midi à 5 heures

(DIMANCHES ET FÊTES EXCEPTÉS)

VERSAILLES. — IMPRIMERIE CERF ET FILS, 59, RUE DUPLESSIS.

LE PROGRÈS MÉDICAL

JOURNAL DE MÉDECINE, DE CHIRURGIE ET DE PHARMACIE

Rédacteur en chef : **BOURNEVILLE.**

Paraissant le samedi par cahier de 24 p. in-4° compacte sur 2 colonnes.
Un an, 20 fr. — 6 mois, 10 fr.

Pour les étudiants en médecine : un an, 12 fr.

Les Bureaux du **Progrès médical** *sont ouverts de midi à cinq heures.*

AIGRE (D.). Etude clinique sur la métalloscopie et la métallothérapie externe dans l'anesthésie. Un vol. de 86 pages. — Prix : 2 fr. 50.— Pour nos abonnés,   1 fr. 75.

BLONDEAU (A.). Etude clinique sur le pouls lent permanent avec attaques syncopales et épileptiformes. Un vol. in-8 de 72 pages. — Prix : 2 fr. — Pour nos abonnés,   1 fr. 35.

BOURNEVILLE et REGNARD. Iconographie photographique de la Salpêtrière. Cet ouvrage paraît par livraisons de 16 pages de texte et 4 photo-lithographies. Douze livraisons forment un volume. Les *deux premiers volumes* sont en vente.— Prix de la livraison : 3 fr.— Prix du volume : 30 fr. —Pour les *abonnés* du *Progrès médical*, prix de la livraison, 2 fr., prix du volume, 20 fr. —Nous avons fait relier quelques exemplaires dont le texte et les planches sont montés sur onglets ; demi-reliure, tranche rouge, non rognés. — Prix de la reliure, 5 fr. — Tome III : Du Sommeil, du Somnambulisme, du Magnétisme, des Zones hystérogènes chez les Hystériques, etc.

BOURNEVILLE. Science et miracle : *Louise Lateau* ou la *Stigmatisée belge*. In-8 de 72 pages avec 2 fig. dans le texte et une eau-forte dessinées par P. Richer, 2 fr. 50. 2ᵉ édition, revue, corrigée et augmentée.— Prix : 2 fr. 50 — Pour nos abonnés,   1 fr. 50.

BUDIN (P.). Recherches sur l'hymen et l'orifice vaginal. Vol. in-8° de 40 pages avec 24 figures sur bois. — Prix : 1 fr. 50. — Pour les abonnés du *Progrès médical*,   1 fr.

DASTRE (A.). De la glycémie asphyxique. Vol. in-8° de 40 pages. — Prix : 1 fr. 50. — Pour les abonnés du *Progrès médical*,   1 fr.

FÉRÉ (Ch.). Note pour servir à l'histoire des luxations et des fractures du sternum. Brochure in-8° de 16 pages. Prix : 60 c. Pour les abonnés,   40 c.

LANDOUZY (L.). De la déviation conjuguée des yeux et de la rotation de la tête par excitation ou paralysie des 6ᵉ et 11ᵉ paires. Vol. in-8° de 58 pages avec une planche. — Prix : 2 fr. — Pour les abonnés,   1 fr. 50.

RANVIER (L.). Leçons d'anatomie générale sur le système musculaire, recueillies par J. Renaut. Un fort volume orné de 99 figures intercalées dans le texte. — Prix : 12 fr. — Pour les abonnés du *Progrès médical*,   8 fr.

RAYMOND (F.). Etude anatomique, physiologique et clinique sur l'hémichorée, l'hémianesthésie et les tremblements symptomatiques. In-8 de 140 pages avec figures dans le texte et 3 planches. 3 fr. 50. — Pour nos abonnés,   2 fr. 50.

SEGOND (P.). Recherches cliniques et expérimentales sur les épanchements sanguins du genou par entorse. Un vol. in-8° orné de 5 figures. — Prix : 2 fr. — Pour nos abonnés,   1 fr. 50.

TERRILLON. Excroissances polypeuses de l'urèthre symptomatiques de la tuberculisation des organes urinaires chez la femme. Brochure in-8° de 24 pages. — Prix : 0 fr. 60. — Pour les abonnés,   40 cent.

VERSAILLES. — IMPRIMERIE CERF ET FILS, RUE DUPLESSIS, 59.